आत्मविश्वास सफलता की सीढ़ी

I0101466

जीवन के महान उद्द्देश्यों में सफलता का मूल मंत्र आत्मतिवश्वास ही है।

लेखिका
रोमी सूद 'उपमाश्री'

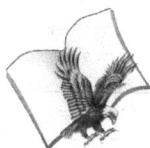

वी एण्ड एस पब्लिशर्स

प्रकाशक

वी एण्ड *एस पब्लिशर्स*

F-2/16, अंसारी रोड, दरियागंज, नई दिल्ली-110002
☎ 23240026, 23240027 • *फैक्स:* 011-23240028
E-mail: info@vspublishers.com • *Website:* www.vspublishers.com

क्षेत्रीय कार्यालय : हैदराबाद

5-1-707/1, ब्रिज भवन (सेन्ट्रल बैंक ऑफ इण्डिया लेन के पास)
बैंक स्ट्रीट, कोटी, हैदराबाद-500 095
☎ 040-24737290
E-mail: vspublishershyd@gmail.com

शाखा : मुम्बई

जयवंत इंडस्ट्रिअल इस्टेट, 2nd फ्लोर - 222,
तारदेव रोड अपोजिट सोबो सेन्ट्रल मॉल, मुम्बई - 400 034
☎ 022-23510736
E-mail: vspublishersmum@gmail.com

फ़ॉलो करें:

हमारी सभी पुस्तकें **www.vspublishers.com** पर उपलब्ध हैं

© **कॉपीराइट:** *वी* एण्ड *एस पब्लिशर्स*

संस्करण: 2017

भारतीय कॉपीराइट एक्ट के अन्तर्गत इस पुस्तक के तथा इसमें समाहित सारी सामग्री (रेखा व छायाचित्रों सहित) के सर्वाधिकार प्रकाशक के पास सुरक्षित हैं। इसलिए कोई भी सज्जन इस पुस्तक का नाम, टाइटल डिजाइन, अन्दर का मैटर व चित्र आदि आंशिक या पूर्ण रूप से तोड़-मरोड़ कर एवं किसी भी भाषा में छापने व प्रकाशित करने का साहस न करें, अन्यथा कानूनी तौर पर वे हर्जे-खर्चे व हानि के जिम्मेदार होंगे।

मुद्रक: रेप्रो नॉलेजकास्ट लिमीटेड, ठाणे

स्वकथन

मैंने इस पुस्तक में अपने विचारों को ईमानदारी से प्रस्तुत करने का प्रयास किया है। यह भी प्रयत्न किया है कि अपने मन में उठने वाले सभी विचारों और भावों को कलमबद्ध करके पाठकों को परोस सकूं। मैं अपने भीतर जिस आत्मविश्वास की शक्ति से उत्साहित होती हूं, मेरी वह उत्साह भरी अनुभूति मेरे पाठक अनुभव कर सकें। जब भी मैं किसी योग्य व्यक्ति को उसकी योग्यताओं के अनुरूप फल मिलते हुए नहीं देखती हूं, तो मन विषाद से भर जाता है, लेकिन मैं नही मानती कि यह उसके भाग्य का दोष है। आत्मविश्वास के अभाव में कितनी ही योग्यताएं दब जाती हैं। लोग कुढ़ते रहते है और जीवन बिता देते हैं। यह खोजने का प्रयास नहीं करते कि उसकी असफलता के कारण क्या हैं? अगर किसी व्यक्ति को उसकी असफलता के कारण पता चल जाए, तो वह उनमें सुधार लाकर उन्नति कर सकता है, परन्तु हममें से अधिकांश लोग उन कारणों को खोजने का प्रयास ही नही करते। मैने इसी ओर पाठकों का ध्यान आकर्षित करना चाहा है। वैसे तो आज आत्मविश्वास की शक्ति से लगभग सभी परिचित हैं। सफलता के इच्छुक व्यक्ति अपना आत्मविश्वास बढ़ाने का यथासंभव प्रयास करते है, लेकिन खेद की बात है कि बहुत से लोगों का आत्मविश्वास अस्थायी होता है। अस्थायी आत्मविश्वास से अस्थायी सफलता ही मिलती है। केवल आत्मविश्वास की रट लगा लेने से स्थायी आत्मविश्वास पैदा नहीं किया जा सकता। इसके लिए जरूरी है कि हम जीवन में छोटी-छोटी बातों को भी नजरअंदाज न करें। वे व्यक्ति जिन्होंने अपने जीवन में महान् सफलताएं प्राप्त की हैं और इतिहास में अपना स्थान बनाया है, उनका जिक्र करते हुए आज के युग की कुछ सफल हस्तियों से साक्षात्कार भी इस पुस्तक में किया गया है, ताकि उनके अनुभवों से लाभ उठाया जा सके। उन आत्मविश्वासी व्यक्तियों की अनुभूतियों को मैंने अपने शब्दों का परिधान पहना कर आपके सम्मुख रखने की कोशिश की है।

मेरे सभी प्रेरणा स्त्रोत, जिनका मुझ पर सदैव स्नेह रहा है, उनका अंतरमन मात्र धन्यवाद की औपचारिकता सहन नहीं कर पाएगा, इसलिए केवल उनका स्मरण ही कर रही हूं।

आज तक मैं आप से विभिन्न राष्ट्रीय स्तर की पत्र-पत्रिकाओं के माध्यम से बातचीत करती रही हूं। आपने अब तक जो प्रेम दिया है, उसके लिए आभारी हूं। आशा करती हूं, इस पुस्तक को पढ़कर आप अपना स्नेह मुझे देंगे।

- रोमी सूद 'उपमाश्री'

मकान नं. 523 सैक्टर-7 बी,
फरीदाबाद-121006

यह कृति समर्पित है, उन सभी साहसी, आत्मविश्वासी और सफल लोगों को, जो दूसरों के लिए प्रेरणा स्त्रोत बनकर उनका मार्गदर्शन करते हैं।

विषय-सूची

करें स्वागत हर संघर्ष का

हर बीज
अंकुरित नहीं होता
हर कली
पुष्प नहीं बनती
रह जाते कुछ
फल अधपके
घास उगने से भी पहले
सूख जाती है कभी
और पतझड़ से भी पहले
रूठ जाते पत्ते कभी
वृक्ष रह जाते हैं बौनें
फूल कांटों से हों पीड़ित
कर लेते हैं आत्महत्या
लेकिन,
लेकिन प्रकृति प्रतिदान देती
उसी पुष्प को सम्मान देती
जो प्रकृति के हर उपहार को
मुस्कराकर गले लगाए
फूल कांटों संग मुस्कराए
कली खिल फूल हो जाए
घास प्रेम से पग सहलाए
पेड़ ऊंचे हाथ उठाए
करें स्वागत हर संघर्ष का।

रोमी सूद 'उपमाश्री'

आत्मविश्वास की जरूरत

अगर आप जीवन में सफल होना चाहते हैं, तो सबसे पहले आपको सफलता प्राप्ति के लिए अपेक्षित गुणों का मूल्यांकन करना होगा। तत्पश्चात् उन गुणों का स्वयं में विकास करना होगा, तभी आप कह सकते हैं कि आप ही सफलता के असली हकदार हैं। सफल होना चाहते हैं, तो आपको स्वयं की पात्रता सिद्ध करनी पड़ेगी। आज तक सफल हुए महान् व्यक्तियों के जीवन का विश्लेषण कीजिए। ग़ौर कीजिए कि उनके आचरण में ऐसा क्या था, जिसने मंजिल तक पहुंचने में सीढ़ियों का कार्य किया। उस गुण को खोजने का प्रयास कीजिए, जिसके अभाव में आज का असाधारण माना जाने वाला व्यक्ति संभवतः एक साधारण व्यक्ति ही रह गया होता है। निश्चय ही यह आत्मविश्वास की ही शक्ति है, जो एक साधारण और सामान्य व्यक्ति को प्रतिष्ठित और सफल बना देती है। आत्मविश्वास के अभाव में आपका सारा ज्ञान, आपकी सारी योग्यताएं व्यर्थ हैं। इसके बिना न तो आपका ज्ञान काम आएगा और न ही योग्यताएं आपका साथ देंगी।

मनुष्य की शारीरिक शक्तियां इतनी प्रबल नहीं होतीं, जितनी आत्मविश्वास की शक्ति। आत्मविश्वास बहुत बड़ी शक्ति है। कई बार व्यक्ति शारीरिक रूप से सक्षम होता है, किंतु मानसिक रूप से बलवान नहीं होता। आत्मविश्वास की इस कमी के कारण वह अपनी शारीरिक शक्तियों का भी समुचित उपयोग नहीं कर पाता। यदि आप अपनी शारीरिक शक्तियों का भरपूर उपयोग करना चाहते हैं, तो इसके लिए आपको अपनी मानसिक शक्ति, जिसे आत्मविश्वास से पूरित किया जाता है, का विकास करना होगा।

जिस व्यक्ति ने आत्मविश्वास के महत्त्व को जानकर इस गुण का विकास कर लिया, उसकी सफलता में संशय का स्थान ही नहीं बचता। कई बार हम किसी असाधारण से व्यक्ति से मिलते हैं और उसे नजरअंदाज कर देते हैं, मगर कुछ ही वर्षों बाद हमें ज्ञात होता है कि वह आज अपने क्षेत्र का सबसे सफल व्यक्ति बन गया है, तो हम बरबस उसके भाग्य की सराहना करने लगते हैं। हम यहीं मात खा जाते हैं और मात्र उसके भाग्य की प्रशंसा करके बात खत्म कर देते हैं तथा यह विचार करना भूल जाते हैं कि अमुक व्यक्ति के जीवन की इस चमत्कारिक सफलता का

मूल कारण क्या है ? अगर उस कारण को खोजने का प्रयास करें, तो निश्चय ही उसकी सफलता का रहस्य, उसका आत्मविश्वास ही पाएंगे।

आईजैक न्यूटन का नाम तो आपने सुना ही होगा। हां, वही आइजैक न्यूटन, जिन्होंने गति के सिद्धांतों को परिभाषित किया, गुरुत्व के नियमों की व्याख्या की, प्रकाश के वर्णक्रम को खोजा और गणित की नींव रखी। उनकी जीवन-गाथा पढ़ कर देखें। उनके जन्म से तीन माह पूर्व ही उनके पिता चल बसे थे। उनकी मां ने दूसरी शादी कर ली। सौतेले पिता ने उन्हें नानी के घर भेज दिया। माता-पिता के प्यार के अभाव ने आइजैक के मन में हीन भावना भर दी, मगर इसी बीच छात्र-काल में ही एक घटना घटी। कहते हैं कि वह घटना तो मामूली थी, मगर आईजैक के जीवन में आत्मविश्वास भर गई। उसी आत्मविश्वास का चमत्कार हमें उनके अनुसंधानों में देखने को मिलता है।

साधारणता से असाधारणता की ओर ले जाने वाली एकमात्र शक्ति आत्मविश्वास ही है। जीवन के महान् उद्देश्यों में सफलता का मूल मंत्र आत्मविश्वास ही है। बिना आत्मविश्वास के एक कदम चलना भी कठिन है और अगर आत्मविश्वास की शक्ति साथ है तो जीवन के तमाम ऊबड़-खाबड़ रास्तों की यात्रा भी सरलता से पूरी हो जाती है।

देखने में जो लोग आयोग्य लगते हैं, कभी-कभी वे ही आत्मविश्वास की शक्ति द्वारा अपने से अधिक योग्य समझे जाने वाले लोगों से भी बड़े और चकित कर देने वाले कार्य कर दिखाते हैं।

युद्ध में लड़ने वाले सैनिकों की हार-जीत उनके आत्मविश्वास पर ही निर्भर करती है। ऐसे असंख्य उदाहरण ऐतिहासिक प्रमाण के रूप में उपलब्ध हैं, जब हारती हुई सेना को एकाएक सेनापति के द्वारा दिए गए आत्मविश्वास से पूरित भाषण ने विजयी बनाया। सेना हार रही है। सामने वाले का पलड़ा भारी है। जीतने के कोई आसार नजर नहीं आ रहे। सैनिकों के मन में समर्पण के भाव उठ रहे हैं, लेकिन तभी सेनापति की वाणी ने सैनिकों में विश्वास की शक्ति पैदा कर दी। देखते-ही-देखते हारती हुई सेना ने विजय प्राप्त कर ली। युद्धभूमि में लड़ने वाले एक सैनिक के यह शब्द इस संदर्भ में निःसंदेह उत्साहित करने वाले हैं। उसने कहा था, "युद्ध में बंदूक नहीं, बल्कि उसको पकड़ने वाला सिपाही लड़ता है, उसका हृदय भी नहीं, बल्कि उसमें भरा प्रबल आत्मविश्वास ही लड़ता है।" आत्मविश्वास एक ऐसा कवच है, जो किसी भी तरह की विपत्तियों में समान रूप से रक्षा करता है।

आत्मविश्वास की शक्ति के सहारे ही पियरे ने उत्तरी ध्रुव की खोज की थी। उसके साथियों ने उससे बगावत कर दी थी। जहाज भी धोखा दे गया। सभी परिस्थितियां उसके प्रतिकूल थीं। उसके साथ देने वालों में आत्मविश्वास के अतिरिक्त और कोई भी न था। उस पर कुछ करने का जुनून सवार था। कोई भी बाधा उसे उसके मार्ग से विचलित न कर सकी और वह अपनी मंजिल पर पहुंच ही गया।

अनुकूल परिस्थितियां भले ही आपका साथ छोड़ दें, मगर आत्मविश्वास का साथ नहीं छूटना चाहिए। यह एक ऐसा साथी है, जिससे अच्छा आपका कोई मार्गदर्शक नहीं हो सकता। जिस तरह समुद्र में तेज तूफान में दिशासूचक यंत्र नाविकों का मार्गदर्शन करता है, उसी तरह मन में विपरीत भावों के बवंडर उठ रहे हों और आपके सामने विपरीत परिस्थितियों के झंझावात खड़े हों, तो उस समय आत्मविश्वास ही दिशा सूचक की भांति उचित मार्ग दिखाने का कार्य करता है।

मान लिया, आज आप असफल हैं, पूर्णतः अयोग्य माने जाते हैं, लेकिन विश्वास कीजिए अगर आपने आत्मविश्वास का विकास कर लिया, तो आने वाले कल में आपका नाम सफल व्यक्तियों की श्रेणी में अवश्य होगा। जीवन तो संघर्ष का दूसरा नाम है। विपरीत परिस्थितियों का सामना किसे नहीं करना पड़ता। सदा अनुकूल परिस्थितियां ही बनी रहें, ऐसा संभव नहीं। इसलिए प्रतिकूल समय में भी हिम्मत नहीं हारना चाहिए, बल्कि यह समझना चाहिए कि यही वह समय है, जब हमें आत्मविश्वास की सबसे अधिक आवश्यकता है। विकट परिस्थितियां ही हमें अपने भीतर सोई हुई शक्तियों को पहचानने का अवसर देती हैं। अनेकानेक ऐसे लोग मिल जाएंगे, जिन्हें अपनी शक्तियों का ज्ञान ही नहीं होता, लेकिन जब विकट परिस्थितियां आती हैं और उनकी सुप्त शक्तियां जागती हैं, तो वे स्वयं ही चकित रह जाते हैं।

विंस्टन चर्चिल को सभी लोग मूर्ख समझते थे। वह युवावस्था में भी बुरी तरह हकलाते थे। यहां तक कि मित्रों के द्वारा उनका मजाक उड़ाया जाता था, मगर ऐसी परिस्थितियों में भी उन्होंने हार नहीं मानी। लगातार अच्छा वक्ता बनने के लिए अभ्यास किया और आज वह ब्रिटेन के प्रधानमंत्री और सफल वक्ता के रूप में याद किए जाते हैं।

सोचिए, जब चर्चिल के मित्र उनका मजाक उड़ाते थे, अगर तब चर्चिल हीन भावना से ग्रस्त हो जाते, मित्रों में जाना छोड़ देते और अन्य लोगों से इस वजह से कट जाते कि कोई उनका मजाक न उड़ाए, तो सफल वक्ता के रूप में वह कभी प्रसिद्धि नहीं पा सकते थे। लोगों का मजाक भी उनके आत्मविश्वास को क्षति नहीं पहुंचा

पाया। *आत्मविश्वास हमारी शक्तियों को दोगुना कर देता है।*

एक छोटे से राज्य कुन्दनपुर का राजा अपने शत्रु नवाब से युद्ध हार गया था। वह मरणासन्न अवस्था में युद्धभूमि में पड़ा था। तभी नवाब हाथी पर सवार होकर वहां आया और कुटिल मुस्कान के साथ बोला, ''क्यों परेल, अब भी लड़ोगे ?'' यही नहीं नवाब ने मूर्च्छित परेल के माथे पर जोर से ठोकर भी लगाई। इस पर स्वाभिमानी परेल ने पूरे विश्वास से कहा, ''हां, अब भी लड़ेंगे। जिएंगे, तो जरूर लड़ेंगे।'' परेल मर गया, परंतु उसका यह वाक्य पूरे महाराष्ट्र को झकझोर गया। परेल के आत्मविश्वास से कहे शब्द असंख्य युवकों का हृदय साहस और आत्मविश्वास से भर गए और तब इतनी भयंकर लड़ाई हुई कि महाराष्ट्र के प्रत्येक घर ने इस युद्ध रूपी यज्ञ में अपना योगदान किया।

अगर हमने जीवन में कुछ करने का ठान लिया और पूरी शक्तियां अपने लक्ष्य की प्राप्ति हेतु लगा दी हैं, तो सफलता हमसे अधिक समय तक दूर नहीं रह सकती। आज जिस भूषण को महान् कवि के रूप में याद किया जाता है, उन्हें भाभी के कटाक्ष ने दिशा दी थी। भाभी का निकम्मा देवर भूषण पहले छत्रसाल के दरबार में और बाद में शिवाजी के दरबार में रहा।

'अभिज्ञान शाकुंतलम' और 'मेघदूत' जैसी अमर कृतियों के रचनाकार कालिदास, भेड़-बकरियां चराने वाले मामूली गड़रिए थे। पत्नी द्वारा उनकी निरक्षरता का मजाक उड़ाया गया, जिससे उन्होंने ज्ञान प्राप्ति का लक्ष्य बना लिया और जुट गए विद्वान् बनने में।

एडीसन को तो पढ़ाई बीच में ही छोड़ देनी पड़ी थी। तब उनके अध्यापक भी यह नहीं जानते थे कि आज जिस बालक को मूर्ख और नालायक समझ रहे हैं, वही ग्रामोफोन, चलचित्र और ताप दीप्त लैंप का आविष्कारक बन जाएगा।

मन शरीर का राजा है और शेष इंद्रियां इस राजा के आदेशों और आज्ञाओं का पालन करने के लिए बाध्य हैं। यदि आपका मन आत्मविश्वास से पूरित होगा, तो शेष इंद्रियां भी उससे प्रभावित होंगी और आपके अंग-अंग में विश्वास की शक्ति संचारित होगी।

किसी भी समाज के लोगों की मानसिकता का मूल्यांकन करके देखिए। आपको दो तरह के लोग ही मिलेंगे, आशावादी और निराशावादी। आशावादी लोगों से बात करने पर आपको उनमें आत्मविश्वास और साहस के भाव स्पष्ट झलकते नजर आएंगे।

सच्चाई यह है कि इस आत्मविश्वास और साहस की शक्ति ने ही उन्हें आशावादी दृष्टिकोण दिया है, जिससे प्रत्येक कार्य में उन्हें सफलता मिलती है। दूसरी ओर निराशावादी लोग विश्वास की शक्ति खो चुके होते हैं। उन्हें जीवन के अंधेरों को देखने की आदत पड़ी होती है। वे यह भूल जाते हैं कि जीवन में एक द्वार बंद होता है, तो दूसरा खुल जाता है। आशावादी लोग जहां खुले द्वार की ओर देखते हैं, निराशावादी बंद दरवाजों को देखते रहते हैं। निराश लोग जहां खड़े होते हैं, वहीं खड़े रहते हैं और आशावादी जीवन की ऊंचाइयों का स्पर्श पाकर आनंदित होते हैं। यदि आपके मन में यह बात बैठ जाए कि जिस वस्तु को आप प्राप्त करना चाहते हैं, उसे प्राप्त करने की सभी योग्ताएं आप में हैं, तो निस्संदेह आपमें इतनी शक्ति और सामर्थ्य पैदा हो जाएगी कि आप उसे प्राप्त कर ही लेंगे।

यदि आप समझते हैं कि वास्तव में अमुक उच्च पद प्राप्त कर सकते हैं, तभी आप उस पद को प्राप्त करने के हकदार माने जाएंगे। यदि आपको यह विश्वास नहीं है कि आप उस पद को प्राप्त कर पाएंगे, तो भले ही आप कितना ही परिश्रम करें, आपकी सफलता की कोई गारंटी नहीं है। मैं अक्सर आस्तिक लोगों से कहा करती हूं कि ईश्वर से जो मांगोगे मिलेगा, बशर्ते कि पूरे विश्वास से मांगो। जब कभी आपकी कोई मांग पूरी नहीं होती, तो समझ लेना कि आपके विश्वास में कमी है। जो लोग स्वयं पर विश्वास नहीं करते, उन्हें कभी दूसरों से यह अपेक्षा नहीं रखनी चाहिए कि वे उन पर विश्वास करें। दूसरे लोग आपको समर्थ तभी समझेंगे, यदि आपको अपनी शक्तियों पर भरोसा होगा। ***याद रखिए, आज तक किसी भी व्यक्ति की योग्यताओं का मूल्यांकन लोग उसके चेहरे और हाव-भाव से झलकने वाले आत्मविश्वास से लगाते हैं। आप अपना जो मूल्य निर्धारित कर लेंगे, आपको आपका उससे अधिक मूल्य नहीं मिल सकता, क्योंकि दूसरों की दृष्टि में ऊंचा उठने के लिए स्वयं की दृष्टि में ऊंचा होने की जरूरत है। इसी का नाम आत्मविश्वास है। स्वयं पर विश्वास करें, स्वयं की योग्यताओं पर विश्वास करें।*** प्रत्येक व्यक्ति में कोई न कोई कमजोरी छिपी होती है। जैसे-जैसे आप अपनी कमजोरियों पर विजय पाते जाएंगे, आपका आत्मविश्वास बढ़ता जाएगा।

> *कुछ वर्ष पूर्व की बात है। मुझे कुत्तों से बहुत डर लगता था। उन्हीं दिनों मैंने कहीं पढ़ा था कि जानवर हम पर हमला इसलिए करते हैं, क्योंकि उन्हें हमसे भय लगता है। एकाएक मेरे दिमाग में बात आई कि फिर तो जितना कुत्ते से मैं डरती हूं, उतना ही कुत्ते को भी मुझसे डर लगता होगा। जहां हम रहते थे घरों की छतें आपस में मिली हुई थीं। हमारे घर से चार घर छोड़कर एक घर की छत पर काले रंग का कुत्ता बैठा था। मैं अपनी छत पर थी। मैंने उस पर प्रयोग करने*

के लिए कुत्ते को घूरना शुरू कर दिया। मुझे आश्चर्य हुआ कि कुत्ता असहज हो गया था। वह भी लगातार मेरी ओर देखने लगा, फिर खड़ा हो गया। एक बार भौंका, तो मैं दीवार पर खड़ी होकर उसे ज्यादा घूरने लगी, वह सीढ़ियां उतर कर भाग गया। मुझे हैरानी हुई कि जिन गली के कमजोर कुत्तों से मैं डरती थी, वे मेरे आंख दिखाने से ही डरते हैं।

दरअसल यह मुझमें आए आत्मविश्वास और निर्भयता का ही परिणाम था। आत्मविश्वास की शक्ति के बल पर ही तो कुछ लोग जंगली खूंखार जानवरों को वश में कर लेते हैं और उनसे अपनी आज्ञाओं का इस तरह पालन करवाते हैं, मानो वे घरेलू, शांतिप्रिय जीव हों।

आत्मविश्वास का प्रभाव मनुष्य पर ही नहीं, जानवरों पर भी पड़ता है। रेस में प्रथम आने वाले घोड़े की पीठ को थपथपाएंगे, तो उसमें आत्मविश्वास पैदा हो जाएगा और उसकी शक्तियां भी दोगुनी हो जाएंगी। अगर उसे प्यार से थपथपाया न जाए, तो उसका विश्वास डगमगा जाएगा और उसकी गति भी धीमी पड़ जाएगी। पुलिस के कुत्तों को ट्रेनिंग देने वाले लोग भी यह स्वीकार करते हैं कि ट्रेनिंग के दौरान समय-समय पर कुत्तों को दी गई शाबाशी उनमें आत्मविश्वास भर देती है।

आप प्रत्येक कार्य पूरे आत्मविश्वास से करते हैं। आपको जो कार्यभार दिया जाता है, आप उसे बखूबी निभाते हैं, लेकिन किसी व्यक्ति से मिलते समय या साक्षात्कार के समय आप घबरा जाते हैं, तो समझ लीजिए कि आप में आत्मविश्वास की कमी है। जितनी जल्दी आप इस कमी को दूर कर लेंगे, उतनी ही जल्दी सफल व्यक्तियों की श्रेणी में स्थान पा लेंगे। इसके लिए जरूरी है कि हम उन कारणों पर भी गौर करें, जो आत्मविश्वास को कम करते हैं।

आत्मविश्वास की शक्ति को नजरअंदाज नहीं किया जा सकता। अपने आत्मविश्वास में स्थायीपन लाइए। उस आत्मविश्वास से भी लाभ नहीं हो सकता, जो सदैव डावांडोल स्थिति में रहता हो।

मेरे एक मनोचिकित्सक मित्र हैं। कई पत्रिकाओं में पाठकों की मानसिक समस्याओं के समाधान हेतु स्तम्भ लिखते हैं। एक दिन उन्होंने मुझे एक युवती का पत्र दिखाया। पत्र कुछ इस तरह था, "डाक्टर साहब, मैं जीवन में बहुत आगे बढ़ना चाहती हूं। मुझमें पूरा आत्मविश्वास भी है। छोटी-सी सफलता भी मुझे उत्साहित कर देती है और मैं पूरे जोश से अपने कार्य में लग जाती हूं, मगर एक समस्या है। जरा-सी

असफलता मेरे हौंसले पस्त कर देती है। स्थिति यह है कि एक दिन मुझे लगता है कि मुझमें पूरी क्षमताएं हैं और मैं जल्दी ही सफलता के शिखर पर पहुंचने वाली हूं, मगर अगले ही दिन मैं निराश हो जाती हूं और मुझे मेरी मां का फिर से हौसला भरा लंबा लैक्चर ही सामान्य कर पाता है। मेरी मदद कीजिए।''

मेरी मित्र ने मुझसे पूछा कि मैं इसका क्या उत्तर दूंगी ? तब मैंने कहा कि इस युवती की समस्या अस्थिर मन की है। निश्चय ही यह स्वभाव से चंचल होगी। इसको अपने स्वभाव में स्थिरता लानी चाहिए। युवती आशा के क्षणों में दो कदम आगे बढ़ाती है और निराश होकर चार कदम पीछे हट जाती है। व्यवहार में स्थिरता लाने के लिए जरूरी है कि आशा के क्षणों में उसके मन में जो विचार उठते हैं, उन्हें लिपिबद्ध कर ले, या किसी कैसेट में बोल कर रेकॉर्ड कर ले। जब उसे लगे कि उसका मन कमजोर पड़ रहा है, तो अपनी आवाज में रेकॉर्ड कैसेट को सुने या अपने लिखे को पढ़े। उसे अवश्य लाभ होगा।

आज मैं अपने तमाम पाठकों को भी यह राय देना चाहती हूं। छोटे-से-छोटे या बड़े-से-बड़े कार्य में भी सफलता प्राप्त करना हो, तो आत्मविश्वास की जरूरत को नजरअंदाज नहीं किया जा सकता। उक्त प्रयोग को मेरे कई जानकारों ने आज़माया हुआ है, इसलिए इसकी सार्थकता पर संदेह का कारण ही पैदा नहीं होता।

आज ऐसी संस्थाओं की जरूरत है, जो युवक-युवतियों को आत्मविश्वास जाग्रत करने में सहायता दें। जब कोई व्यक्ति बीमार होता है, तो डाक्टर के पास इलाज करवाने जाता है। आपका विश्वास डगमगा रहा है, आप निराश हो रहे हैं, यह भी तो रोग का ही लक्षण है, क्योंकि जो आपके मन और शरीर के साथ नहीं होना चाहिए, वह हो रहा है, तो आप रोगी हैं। आपको इलाज की जरूरत है। आप आत्मविश्वास बढ़ाने वाला साहित्य पढ़िए या आत्मविश्वासी लोगों से मिलिए। कुछ भी कीजिए, लेकिन अपने आत्मविश्वास को बचाइए।

अपने मन को बौना मत बनाइए। ऊंचे सपने देखना बुरी बात नहीं है। मन को मजबूत बनाइए। एक दिन आपके सपने आपकी कल्पनाओं की दीवार फांदकर मूर्त रूप में आपका यथार्थ बन कर सामने आ जाएंगे।

कहते हैं कि जब मुसीबत आती है, तो अकेले नहीं आती। यह तो वह बात हो गई कि भगवान देता है, तो छप्पर फाड़ कर देता है, भले ही वे मुसीबतें ही क्यों न हों। प्रत्येक व्यक्ति के जीवन में कभी-न-कभी ऐसा समय आता है, जब उस

पर मुसीबतों का पहाड़ टूट पड़ता है। दरअसल यही वह समय है, जब आपके आत्मविश्वास की परीक्षा होती है। यदि आप एक साथ मुसीबतें देखकर घबरा जाते हैं, तो संभलिए। अनुकूल परिस्थितियों में तो सभी कार्य कर लेते हैं। बात तो तब बनती है, जब प्रतिकूल स्थितियां भी आपको विचलित न कर पाएं।

एक युवती 19 वर्ष की थी। उसकी मां का देहांत हो गया। अगले ही वर्ष उसके पिता चल बसे। बेचारी अनाथ हो गई। चाचा ने शादी कर दी। शादी के दो वर्ष बाद ही पति और उसकी एक मात्र पुत्री की एक्सीडेंट में मृत्यु हो गई। ससुराल वालों ने मनहूस कह कर घर से निकाल दिया, मगर उसने हिम्मत न हारी। अच्छी नौकरी जल्दी मिल न सकती थी, क्योंकि उसकी शैक्षणिक योग्यता भी कम थी। उसने एक छोटे से स्कूल में चपरासी का कार्य कर लिया और अपनी पढ़ाई फिर से शुरू कर दी। जैसे-जैसे उसकी शैक्षणिक योग्यता बढ़ती गई, उसकी तरक्की भी होती गई। धीरे-धीरे उसने पी-एच. डी. की डिग्री हासिल कर ली। जब उसे पता चला कि लेक्चरर के पद के लिए आवेदन मंगाए गए हैं, तो उसने अवसर का लाभ उठाया। उसका चयन हो गया और आज वह सम्मान का जीवन व्यतीत कर रही है। उसका पुनर्विवाह भी हुआ। अब उसके दो पुत्र और एक पुत्री है। अगर उसके स्थान पर कोई हिम्मत हारने वाली युवती होती, तो संभवतः निराश होकर आत्महत्या कर लेती।

उस युवती को जीवन खत्म कर लेने पर क्या हासिल होता ? वह समाज को क्या दे पाती ? कुछ नहीं। जब भी याद की जाती, कायरों के रूप में उसे स्मरण किया जाता। आज वह स्वयं भी खुश है और समाज की उन्नति में अपना योगदान भी दे रही है। सच तो यह है कि समाज या भाग्य सभी लोगों को अवसर देता है। हम में से कोई भी उस अवसर का लाभ उठाने के लिए स्वतंत्र है और हमें सदा इसके लिए तैयार रहना चाहिए।

एक गिलास को आधा पानी से भर कर रखा गया और दर्शकों से पूछा गया कि यह कैसा गिलास है ? कुछ ने बताया कि आधा गिलास भरा हुआ है, तो कुछ का उत्तर था कि आधा गिलास खाली है। दरअसल जिन लोगों ने उत्तर दिया था कि आधा गिलास भरा है, वे आशावादी लोग थे, जो जीवन में कोई अवसर व्यर्थ नहीं जाने देते। दूसरी ओर जो लोग आधा खाली गिलास देखते हैं, वे निराशावादी होते हैं। जिनका ध्यान उस ओर ही जाता है, जो उनके पास नहीं है। वे हमेशा ही बंद दरवाजे के पास बैठे अपनी किस्मत का रोना रोते रहते हैं और प्रतीक्षा करते रहते

हैं कि कब दरवाजा खुले और कब अन्दर जाएं।

स्वयं को बदलें। अपने दृष्टिकोण में सुधार लाएं। आत्मविश्वासी बनने के लिए आपको अपनी सोच सकारात्मक बनानी होगी।

सफलता का आधारभूत स्तम्भ स्वयं की शक्तियों पर अटूट विश्वास है। इसलिए आत्मविश्वास की क्षमताओं को पहचानना बहुत जरूरी है। कुछ लोगों को अपनी शक्तियों पर पूर्ण विश्वास होता है, मगर जब उन शक्तियों के प्रयोग करने का अवसर आता है, तो उनका विश्वास डगमगा जाता है। इसे आत्मविश्वास की कमी ही मानेंगे।

आप मानसिक तनाव में हैं, आप भयभीत हैं, या आपके मन में व्यर्थ के संशय घूम रहे हैं, ये सब आपके आत्मविश्वास के लिए घातक हैं। यदि आपके मन में नकारात्मक विचार अपनी शाखाएं फैलाए हुए हैं, तो आपका आत्मविश्वास कम हो जाएगा। आपकी संगति भी आपके आत्मविश्वास को प्रभावित करती है। आपसे मिलने-जुलने वाले लोगों की मानसिकता का प्रभाव भी आप पर पड़ता है। हैमिल्टन लिखते हैं, ''मानसिक विकार मनुष्य की उन्नति के मार्ग में सबसे बड़ी बाधा माने गए हैं।'' संभवतः आपको रोजमर्रा बहुत से लोगों से मिलना पड़ता हो, उनके विचार सुनने पड़ते हों और कई बार उनके विचार झेलने भी पड़ते हों। अवांछित लोगों से पीछा छुड़ाना आपके बस में हो या न हो, इतना तो आपके हाथ में है कि आप उनके किन विचारों को अपने पर हावी होने देते हैं। जो बातें आपके मन को कमजोर बनाती हों, उन्हें एक कान से सुनिए और दूसरे कान से निकाल दीजिए। जिस कार्य को करने से तनाव पैदा होता है, उस कार्य को छोड़ दें। भय, जो आपके मन के किसी कोने में दुबका बैठा है, उसे बाहर निकालना बेहद जरूरी है। निर्भीक बनिए। शेक्सपियर कहते हैं, ''निर्भीक व्यक्ति ही ख्याति के शिखरों को पलों में छू लेते हैं।''

अपने विचारों को दृढ़ बनाइए। विश्वास कीजिए अपनी शक्तियों पर। अपनी योग्यताओं का सम्मान कीजिए। अपने निराशापूर्ण विचारों के आवरण को अपने मस्तिष्क से उतार फेंकिए, क्योंकि आपकी सफलता का आधार आपके विचार ही हैं। कार्लाइल का कथन है, ''आप अपने विचारों द्वारा ही अपने पर विजय प्राप्त करते हैं। यदि आप भलीभांति समझ लें कि व्यक्तियों अथवा संगठनों के भाग्य निर्माण में विचार ही एकमात्र कारण होते हैं, तो आपको हाथ में तलवार लेने की जरूरत नहीं पड़ेगी। जैसे आपके विचार होंगे, निश्चित रूप से परिणाम भी उन्हीं के अनुरूप होंगे।''

आत्मविश्वास में बाधक आलोचनाएं

आलोचना के संदर्भ में दो तथ्य सामने आते हैं। पहला यह कि हमें ओलाचना सहन करनी पड़ सकती है और दूसरा यह कि हम स्वयं भी आलोचक बन बैठते हैं। जहां तक आलोचना का सामना करने का प्रश्न है, तो यह स्मरण रखना चाहिए कि हमें सिर्फ आगे बढ़ना है। आलोचनाएं तो मार्ग की बाधाएं हैं। अगर उनसे सीख मिल सकती है, तो ले लें अन्यथा उन्हें अपने हृदय में स्थान देने से कोई लाभ नहीं। किसी व्यक्ति के द्वारा की जाने वाली आलोचना का उद्देश्य समझिए। कहीं ऐसा न हो कि वह आपका आत्मविश्वास गिराने के लिए आलोचना कर रहा हो और वह उसमें सफल हो जाए।

आलोचना सुनने की आदत भी बनाइए। सदैव प्रशंसा सुनकर अपने मन को कमजोर मत कीजिए। आपकी हर जगह प्रशंसा होती रही है, आपने आलोचना का स्वाद चखा ही नहीं है, तो छोटी-सी आलोचना भी आपका मनोबल गिरा देगी। इसलिए जहां कहीं गलत आलोचना होती है, तो वह आलोचनाओं को नजरअंदाज करना और अपने विश्वास और संकल्प से विचलित न होना सिखा देगी। आलोचना आपको सहनशील बनाती है।

सहनशक्ति बढ़ने के साथ संकल्पशक्ति बढ़ेगी। संकल्पशक्ति बढ़ने के साथ दुःख कम होगा। वही लोग, जो आपका विरोध कर रहे थे, आपके सहयोग के लिए तैयार हो जाएंगे। ***जैसे पर्वत हवा के झोंकों से कंपित नहीं होता, उसी तरह आत्मविश्वासी लोग निन्दा और स्तुति से विचलित नहीं होते।*** खलील जिब्रान लिखते हैं, "ऐसे आदमी पर कभी विश्वास न करो, जो प्रशंसा के पुल बांध दे।"

आत्मविश्वासी व्यक्ति की पहचान दूर से ही हो जाती है। जिस व्यक्ति को दूसरों की प्रशंसा सुनकर ईर्ष्या होती है, जो अपनी प्रशंसा करने और दूसरों की निन्दा करने से थकता नहीं, जो अपने आलोचक को अपना शत्रु माने, वह कभी आत्मविश्वासी नहीं हो सकता। आलोचना से डरें नहीं, क्योंकि जो आलोचना से घबराता है, वह किसी भी कार्य में पहल नहीं कर पाता। उसका आत्मविश्वास जाता रहता है। उसमें नेतृत्व करने की शक्ति समाप्त हो जाती है।

कभी भी किसी को अपनी आलोचना से चोट पहुंचाने का प्रयास न करें। क्योंकि जो दूसरों को चोट पहुंचाने के इरादे से आलोचना करता है, वह अपना ही अस्तित्व खो बैठता है। लोहार लोहा पीटते समय नीचे पतली निहाई रखता है और ऊपर से हथौड़े का वार करता है। लोहार को जीवन भर एक भी निहाई नहीं बदलनी पड़ती, वह उसका अन्त तक साथ देती है, क्योंकि वह सहनशील है, किंतु हथौड़े अनगिनत बदलने पड़ते हैं, क्योंकि वे चोट करते हैं और टूट जाते हैं। सहनशील व्यक्ति का व्यक्तित्व कभी खंडित नहीं होता।

अपने अंदर झांक कर देखें। कहीं ऐसा तो नहीं कि हम अपना अधिकांश समय निंदा में ही लगा रहे हैं। आलोचना में रस उसी को मिलता है, जिसे अपनी शक्तियों पर विश्वास नहीं होता। दूसरे में दोष ढूंढ़ने से बेहतर है कि अपने दोष ढूंढ़े जाएं। एक विचारक ने कहा है कि अपना दोष कभी देखो, तो कभी क्षमा नहीं करना, लेकिन दूसरों का दोष देखो, तो क्षमा कर देना। यही सफलता की सीढ़ियां चढ़ने का प्रथम मार्ग है। परंतु हम करते हैं ठीक इसका विपरीत। जहां हमें अपनी कमियां नजर आती हैं, तो हम सिर झटक कर उन्हें नजरअंदाज कर देते हैं, किंतु दूसरों की कमियों को बढ़ा-चढ़ा कर व्यक्त करते हैं।

विश्वप्रसिद्ध मनोवैज्ञानिक केलि का विचार है कि हर व्यक्ति सफलता के लिए स्वयं को सराहता है और असफलता में औरों को या हालात को दोषी ठहराता है। पर जब दूसरों की बात आती है, तो सफलता का श्रेय भाग्य को देता है और असफलता का दोष उसके व्यक्तित्व या त्रुटियों को, परंतु एक परिपक्व व्यक्ति ऐसा न करके वैयक्तिक विभिन्नता और हालात को ध्यान में रखते हुए विवेकपूर्ण फैसला देता है।

मुझे उस उर्दू के शायर की दो पंक्तियां बहुत अच्छी लगती हैं, जिसने कहा है कि जब तुम उंगली उठाते हो, तो तर्जनी को दूसरे के सामने करते हो, अंगूठा तटस्थ हो जाता है, मगर शेष तीन उंगलियां पहले ही तुम्हारी ओर झुक जाती हैं।

तू जो औरों की तरफ करता है अंगुश्तनुमाई,
देख तीन झुकी हैं तेरी तरफ़।

ये तीन उंगलियां जो अपनी ही ओर झुकी हैं, संकेत करती हैं कि दूसरे की आलोचना से पहले अपने कर्मों, वाणी और मन की समीक्षा करो। दूसरे की निंदा में रुचि लोगे तो आपकी अपनी क्षमताएं कम हो जाएंगी, आपकी अपनी योग्यताएं दब जाएंगी। रस्किन बांड भी कहते हैं कि जिस प्रकार आप अपने दोषों की चिंता नहीं करते, उसी प्रकार दूसरों के दोषों की चिंता करना भी छोड़ दें।

कई लोग तो किसी व्यक्ति विशेष की आलोचना करना प्रारम्भ कर देते हैं, जैसे "बड़ा खराब जमाना आ गया है..." "अब तो कलियुग आ गया है..." "भ्रष्टाचार इतना है कि कोई व्यक्ति ईमानदार रह ही नहीं सकता। पता नहीं समाज किस तरफ जा रहा है।" ऐसे ही मिलते-जुलते वाक्यों का लगातार प्रयोग करने वाले व्यक्ति में मूलतः आत्मविश्वास की ही कमी होती है। उन्हें स्वयं पर विश्वास नहीं होता। अपने ही अविश्वास को छिपाने के लिए लोग समाज को ही बुरा भला कहना शुरू कर देते हैं, लेकिन इससे वे सिर्फ स्वयं को धोखा देते हैं। इसी संदर्भ में बेली का कथन याद रखने योग्य है। बेली कहते हैं, "समस्त धोखों में पहला और बुरा धोखा अपने आपको धोखा देना है।" भले ही यह समाज सारे समाज के लिए बुरा हो, मगर यदि आप भले हैं, तो आपके साथ दुनिया भी अच्छी हो जाएगी।

आपने यह उक्ति सुनी ही होगी, "निंदक नियरे राखिए आंगन कुटी छवाय" यानी निंदक व्यक्ति को कुटिया बनवाकर अपने आंगन में रखिए। वह आपकी बुराइयों और अवगुणों से आपको अवगत कराता रहेगा और आपके धैर्य की परीक्षा भी लेता रहेगा। सच्चा आलोचक तो दर्पण की भांति कार्य करता है। सन्त विनोबा भावे दूसरों को अपनी आलोचना करने के लिए उत्साहित करते थे। वह कहते हैं, "कोई भी मनुष्य अपने में पूर्ण नहीं है। हमें अपने विरोधियों की निष्पक्ष आलोचना को शांतिपूर्वक सुनकर उसकी उपयोगी बातों को अपनाना चाहिए। इससे आत्मसुधार होता है, सत्य को सहने और समझने की शक्ति बढ़ती है।" दूसरों की आलोचना में कोई सही बात है, तो उसे तुरंत अपनाकर अपनी गलती सुधार लें।

यह थी आलोचना से लाभ उठाने की बात, मगर कई बार कुछ व्यक्ति दूसरों के आत्मविश्वास को गिराने के लिए भी आलोचना करते हैं। ऐसे आलोचकों की आलोचना को निःसंकोच नजरअंदाज कर देना चाहिए। यह दुर्भाग्य की बात है, किंतु है सत्य कि आज का मनुष्य अपने दुःख से उतना दुःखी नहीं होता, जितना कि दूसरे के सुख और उन्नति से दुःखी होता है। आज समाज का वातावरण ऐसा बना हुआ है कि ज्यादातर सफल व्यक्तियों को ईर्ष्या की वजह से उत्पन्न आलोचना का सामना करना पड़ता है।

जब रवीन्द्रनाथ टैगोर की कविताएं लोकप्रिय हुई, तो उनके कई परिचितों ने ईर्ष्यावश उनका उपहास उड़ाया। यहां तक कि कलकत्ता विश्वविद्यालय की मैट्रिक की परीक्षा के एक प्रश्न में छात्रों को टैगोर की रचना का एक अनुच्छेद देकर उसे दोबारा शुद्ध बंगला में लिखने के लिए कहा गया। एक प्रतिष्ठित कवि की रचना का इससे बड़ा अपमान और क्या हो सकता था। अगर रवीन्द्रनाथ टैगोर उस आलोचना से अपना आत्मविश्वास खो देते, तो आज उन्हें नोबल पुरस्कार विजेता के रूप में याद न किया जाता।

कुछ लोग अपने स्वभाववश दूसरों को दुखी करने के लिए जानबूझकर आलोचना करते हैं। ऐसे लोगों की आलोचना पर तनिक भी ध्यान देने की आवश्यकता नहीं। प्रत्येक व्यक्ति को अपने आसपास ऐसे लोग मिल ही जाया करते हैं, जो व्यर्थ में उनके कार्यों की मीन-मेख निकालते रहते हैं। ऐसे लोगों की बातों का न तो बुरा मानने की जरूरत है और न ही उन्हें कुछ कहने की आवश्यकता है। ऐसे लोग केवल उपेक्षा के योग्य होते हैं। इन लोगों की बातों से अगर आपका आत्मविश्वास कम हो जाता है, तो यह भी आपकी अपनी कमजोरी है। *आत्मविश्वास सबसे बड़ी शक्ति और सबसे बढ़िया साधन है।* लोगों की टिप्पणियों से विचलित न होइए। लोगों को आप बदल नहीं सकते, लेकिन अपनी मानसिकता को तो बदल ही सकते हैं।

आलोचक का कार्य ही आलोचना करना है। सोचिए, किसी ने आपके कार्य की आलोचना कर दी और आप बिना कुछ सोचे-विचारे अपने कार्य का मूल्यांकन किए बिना अपने लक्ष्य से डगमगा गए, तो मंजिल तक कैसे पहुंचेंगे?

आलोचना का सामना करना सीखें। गौर करें कि जो व्यक्ति आलोचना कर रहा है, उसका उद्देश्य क्या है? कहीं वह आपका मनोबल गिराने के लिए तो आलोचना नहीं कर रहा। विवेकानन्द भी कहते हैं, "मन की दुर्बलता से अधिक भयंकर कोई पाप नहीं।" यदि आपको स्वयं में कोई कमी नजर आए, तो उसे दूर कर लीजिए, किंतु आलोचना की गठरी को भारी न होने दें। स्वयं में सुधार लाते जाएं और आलोचनाओं को भूलते जाएं। गलतियों के लिए सुधार करें, किन्तु बहुत देर तक पछतावा करना ठीक नहीं। इस संदर्भ में विचारक गेटे के कथन को ध्यान में रखें, "जो प्रयत्न करता है, उससे भूलें भी होती हैं।"

> *महात्मा गांधी के नाम हजारों पत्र आते थे। वह प्रत्येक पत्र का उत्तर देते थे। एक बार एक अंग्रेज ने उन्हें गालियों और धमकी से भरा पत्र लिखा। गांधी जी ने पत्र पढ़कर उसमें लगी आलपिन को निकाल लिया और पत्र को कूड़ेदान में फेंक दिया। उनके सेक्रेटरी ने पूछा, "आपने आलपिन क्यों निकाल लिया?" गांधी जी आलपिन को संभालते हुए बोले, "उसमें जो उपयोगी चीज थी, मैंने निकाल ली। इस पत्र का उत्तर देना व्यर्थ है।"*

व्यर्थ की आलोचनाओं की उपेक्षा कर देने में ही भलाई है। संसार में जितने भी महापुरुष हुए हैं, उन्हें कभी-न-कभी दूसरों की आलोचना का शिकार होना पड़ा है। ईसा मसीह और महात्मा बुद्ध जैसे व्यक्तियों को भी लोग व्यंग्य बाण से छेदने से पीछे नहीं हटे।

एक बार महात्मा बुद्ध को किसी व्यक्ति ने बहुत गालियां दीं। इस पर बुद्ध ने उससे मुस्कराकर कहा, "मान लो, मैं किसी व्यक्ति को कोई उपहार देना चाहता हूं, मगर वह उस उपहार को स्वीकार नहीं करता, तो उपहार किसके पास रहा ?" उस व्यक्ति ने उत्तर दिया, "उसी के पास, जो उसे लाया था।" "मान लो, अगर मैं तुम्हारी गालियों का उपहार स्वीकार न करूं तो ?" इससे आगे बुद्ध को कुछ कहने की जरूरत नहीं पड़ी। वह व्यक्ति बुद्ध का आशय समझ गया।

यह सत्य है कि आलोचनात्मक टिप्पणियां आत्मविश्वास के विकास में बहुत बड़ी बाधक होती हैं, परंतु ऐसा भी देखने में आया है कि कटु आलोचना ने किसी के जीवन की धारा ही बदल दी। एक साधारण बुद्धि के बालक को कक्षा में जब उसके अध्यापक ने उसकी उपेक्षा करते हुए उसे अगली पंक्ति से उठाकर पिछली पंक्ति में बैठा दिया, तो उस बालक ने इतना परिश्रम किया कि आगामी परीक्षा में उसने प्रथम स्थान प्राप्त किया।

आज लोग जिस कालिदास को महाकवि के रूप में जानते हैं, वह एक समय में महामूर्ख थे। किंवदंती है कि कालिदास एक सुंदर चरवाहा थे। धोखेवश उनका विवाह एक विदुषी से करवा दिया गया। विवाह से पूर्व वह कालिदास को विद्वान समझती थी, किंतु विवाहोपरांत जब उसे कालिदास की वास्तविकता का बोध हुआ, तो उसने कालिदास की जम कर आलोचना की। पत्नी के कटु शब्द कालिदास को चुभ गए और उन्होंने परिश्रम कर विद्वता हासिल कर ली।

पहलवान राममूर्ति, जो अपनी छाती पर हाथी जितने भार को भी गुजरवा लेते थे, बचपन में दुबले-पतले थे। उनके मित्र उनका मजाक उड़ाया करते थे। मित्रों का मजाक उन्हें चुभने लगा और उन्होंने निश्चय किया कि वह पहलवान बनकर दिखाएंगे और वे सफल भी हुए।

आलोचना के संदर्भ में इस तथ्य से कोई इनकार नहीं कर सकता कि जिसकी आलोचना की जा रही है, उस पर आलोचना का प्रभाव पड़े या न पड़े, किंतु आलोचक पर उसका प्रभाव अवश्य पड़ता है। अकसर पाया गया है कि व्यर्थ की आलोचना करने वाला व्यक्ति कुंठित होता है। उसमें आत्मविश्वास का अभाव होता है।

स्वेट मार्डेन भी मानते हैं कि जो व्यक्ति हर समय दूसरों में दोष ही निकालता रहता है, दूसरों की निंदा करता रहता है, उनकी शिकायतें करता रहता है, उसका अपना आत्मविश्वास समाप्त हो जाता है, उसमें हीन भावना पैदा होने लगती है।

प्रति दिन आत्मावलोकन कीजिए। अपने दोषों को ढूंढ़ने का प्रयास कीजिए। अपनी कमियों को नजरअंदाज करना छोड़िए। याद रखें, एक अच्छा गुण विकसित करना एक दुर्गुण को छोड़ने से कहीं आसान है, इसलिए गुणों का विकास करना आपके व्यवहार में होना ही चाहिए, लेकिन साथ ही दुर्गुणों को कम करने का लगातार प्रयास भी करना चाहिए। आपके छोटे-छोटे अवगुण ही आपके व्यक्तित्व में धब्बा बन जाते हैं। आपको तो सफलता की ऊंचाइयों को छूना है। सफल होने के लिए दूसरों की आलोचना की नहीं, बल्कि दूसरों की कमियों से स्वयं शिक्षा लेने की जरूरत है।

सुकरात से किसी ने पूछा कि आपके गुरु कौन हैं, तो सुकरात ने मुस्कराते हुए कहा कि दुनिया भर के मूर्ख मेरे गुरु हैं। प्रश्नकर्ता सुकरात की तरफ आश्चर्य से देखने लगा, तो सुकरात बोले कि मैं यह देखने का प्रयास करता हूं कि किसी व्यक्ति को मूर्ख कहा जा रहा है, तो इसके अंदर कोई दोष होगा। उस दोष को देखने के बाद मैं आत्मावलोकन करता हूं कि कहीं यही दोष मेरे अंदर तो नहीं है। इस तरह दुनिया के मूर्ख ही तो मेरे शिक्षक हुए।

ऊंचा उठना है, तो अपने अवगुणों की उपेक्षा न कीजिए। एक अवगुण भी आपको हानि पहुंचा सकता है। नाव में एक छेद हो जाए, तो नाव में पानी भरने का रास्ता बन जाता है और नाव डूब जाती है। आपका एक दुर्गुण अकेला नहीं आएगा, साथ ही वह अन्य दुर्गुणों के लिए रास्ता बना देगा, इसलिए सावधान रहिए।

साहस बनाम विश्वास

ऐसा कोई भी कार्य नहीं है, जो साहस के बिना संभव हो सके। आज तक जिन-जिन व्यक्तियों ने जीवन की ऊंचाइयों को छुआ है, वे सब साहसी और आत्मविश्वासी व्यक्ति ही रहे हैं। संसार में प्रत्येक वस्तु का एक जोड़ा है। सुख के साथ दुःख है, अच्छाई के साथ बुराई, दिन के साथ रात, आशा के साथ निराशा और प्रकाश के साथ अंधकार। यानी प्रत्येक व्यक्ति के जीवन में सम-विषम परिस्थितियां आती ही रहती हैं। साहसी व्यक्ति सब प्रकार की परिस्थितियों का सामना बड़े धैर्य और हिम्मत से करते हैं। विषम परिस्थितियां उनके मार्ग में बाधक नहीं बनतीं, बल्कि प्रतिकूल वातावरण उनके लिए साधक सिद्ध हो जाता है।

आपने कई लोगों को शिकायत करते सुना होगा कि ''हमारा तो भाग्य ही खराब है। हम गरीब हैं, हमारे पास साधन नहीं, उन्नति कैसे करें ? अगर हमें माहौल मिलता, या अवसर मिलते, तो हम कहां के कहां पहुंच जाते।'' जानते हैं, जब कोई व्यक्ति इस तरह की शिकायतों का रोना रोता है, तो सामने वाला सुनकर ऊपर से तो हां-हां करता जाता है, किंतु अंदर से वह यही कहता है कि यह सब बहानेबाजी है। यह सच भी है कि अकसर व्यक्ति अपने दोष छिपाने के लिए भाग्य और परिस्थितियों को दोष देता है। अगर आपमें योग्यता है, सामर्थ्य है, साहस है, आत्मविश्वास है, तो दुनिया की कोई भी ताकत आपकी सफलता में बाधक नहीं बन सकती।

कुछ व्यक्तियों को शिकायत रहती है कि उनके कार्यालय के लोग ही उनकी उन्नति में रोड़े अटकाते हैं, उनके मार्ग में बाधाएं खड़ी करते हैं। चलिए मान लेते हैं कि आपके कार्यालय के लोग ईर्ष्यावश आपकी टांग खींचते हैं, मगर उनसे डर कर साहस छोड़ने में कहां की बुद्धिमत्ता है। ऐसे अवसर पर तो आपके प्रयास दोगुने हो जाने चाहिए। ऐसे लोग तो आपके सामने एक चुनौती के रूप में खड़े हैं। साहस से काम लीजिए और उनकी चुनौती को स्वीकार कीजिए। शैक्सपियर के कथन को याद रखिए। वे कहते हैं, ''जो बातें मानवीय गौरव के अनुकूल हैं, उन सबकी पूर्णता के लिए मैं साहस रखता हूं। इससे अधिक साहस रखने वाला मानव नहीं होता।'' गेटे लिखते हैं, ''यदि साहस नहीं तो कुछ नहीं।'' आप भी इन उक्तियों को अपने जीवन का

उद्देश्य बना लीजिए। याद रखिए, साहसी व्यक्ति ही सफलता के असली हकदार हैं। एक छोटा-सा व्यापारी भी अपनी पूरी पूंजी अपने व्यापार में लगाने का साहस रखता है। अगर उसके पास यह साहस नहीं है, तो वह कभी भी सफल व्यापारी नहीं बन सकता।

इतिहास कितने ही शूर-वीर योद्धाओं के अदम्य साहस की कहानियां कह रहा है, जब सैनिकों ने अपनी जान की परवाह किए बिना अपनी हिम्मत और साहस का परिचय दिया। श्री ब्राडस लिखते हैं, ''हम जिन युवकों को साधारण समझ रहे थे, युद्ध में उनके अद्वितीय कारनामे सुनकर बड़ा अचरज हुआ। एक अयोग्य और अकर्मण्य समझे जाने वाले युवक ने एक बार जलते हुए एक बम को उठाकर खाई से बाहर फेंक दिया और दूसरी बार भीषण गोली वर्षा में जान पर खेलकर अपने साथी की प्राणरक्षा की।'' सोचिए यह एकाएक साहस कहां से आता है। यह साहस आता है आत्मविश्वास से। जब व्यक्ति की रगों में आत्मविश्वास की संजीवनी संचरित होने लगती है, तो उसके लिए कुछ भी असम्भव नहीं रहता। युद्ध के क्षेत्र में सेनापति का दिया जोशीला भाषण अयोग्य सैनिकों में भी विश्वास और उत्साह भर देता है। स्वेट मार्डेन लिखते हैं, ''यदि मानव में समीचीन विचार शक्ति होती, तो संसार में सदा विश्वास का ही शासन होता। मानव अपना मूल्यांकन अपनी शक्ति के अनुसार न कर, अपनी दुर्बलता के अनुसार करता है। वह अपना महत्त्व अपनी विजय से मापने के बजाए पराजय से मापता है।'' अकसर लोग सामर्थ्य होते हुए भी विश्वास के अभाव में असफल हो जाते हैं।

आज तक जितने भी मानव जाति की उन्नति के लिए आविष्कार हुए हैं, सब साहसी और आत्मविश्वासी लोगों के परिश्रम का ही परिणाम है। जार्ज स्टीफेन्सन ने खानों में काम करने वाले मजदूरों की सुरक्षा के लिए एक लैंप का आविष्कार किया। इसके लिए उन्होंने अपनी जान की बाजी लगा दी। वह अपने आविष्कार की जांच करने के लिए लैंप लेकर खान में उतरे। संभव था कि उनका प्रयास सफल न हो पाता। खान में धमाका होता और वह अपनी जान से हाथ धो बैठते, किंतु उन्हें स्वयं पर विश्वास था। उन्होंने साहस का दामन पकड़ा और अपने आविष्कार के परीक्षण के लिए अंधेरी खान में उतर गए। उन्होंने सफलता प्राप्त की। अंधेरी खानों में काम करने वाले लाखों मजदूर उनके उपकृत हैं, जिन्हें खानों में प्रकाश के अभाव में सदा मृत्यु अथवा दुर्घटना की दहशत बनी रहती थी। बेकन्सफील्ड ने शायद इसीलिए कहा था, ''कामयाबी का जन्मदाता है, साहस।''

ड्यूक आफ़ वैल्गिटन का अंगरक्षक नेपोलियन के भाग आने की खबर सुनकर घबरा गया। नेपोलियन एलवा से भागकर आया था। वह तपेदिक

का रोगी था। डॉक्टरों की राय में वह कुछ माह ही जीवित रह सकता था। वह भी तब जब वह अपने खान-पान में पर्याप्त परहेज रखे, किंतु नेपोलियन जैसा वीर योद्धा बीमारी का जीवन जीने की तमन्ना नहीं रखता था। उसका शरीर भले ही कमजोर होता जा रहा था, मगर मन नहीं। वह लड़ाई के लिए अपने रेजीमैन्ट में चला गया और वाटरलू की लड़ाई में खूब लड़ा। युद्ध में उसे भारी घाव लगा और उसके फेफड़े का गला हुआ भाग अपने आप अलग हो गया। इसके बाद वह कई वर्षों तक जीवित रहा।

सत्य तो यह है कि उसका जीवित रहना उसके साहस और आत्मविश्वास का परिणाम था। आज अगर हम नेपोलियन को जानते हैं, तो उसके साहस के कारण। शेक्सपियर ने ठीक ही कहा है कि ''निर्भीक व्यक्ति ही ख्याति के शिखरों को पलों में छू लेते हैं।''

भारत की स्वतंत्रता भी साहस और विश्वास के कारण ही संभव हुई। स्वतंत्रता आंदोलन के दौरान कितने ही वीर, साहसी, पराक्रमी व्यक्तियों ने अपनी जान की बाजी लगा दी। स्वतंत्रता सेनानियों में भारतीय महिलाओं का भी कम योगदान न था। दुर्गा भाभी, श्री देवी, प्रकाशवती, रल्ली देई, शास्त्री देवी, सावित्री देवी, सुशीला दीदी, मृणालिनी देवी, सुनीति देवी, ऐसु बाई, सुहासिनी गांगुली आदि कितनी ही महिलाओं ने अपने अदम्य शौर्य का परिचय दिया। इन महिलाओं ने यह नहीं कहा कि वे महिलाएं हैं, इसलिए कम शक्तिशाली हैं।

ननी बाला देवी सन् 1916 में विधवा हो गई थी। उन्होंने अमरेन्द्रनाथ चटर्जी से दीक्षा ली। वह महान् क्रांतिकारी थी। उनके भूमिगत रहकर काम करने के कारण पुलिस ने उनकी सूचना देने वाले के लिए पुरस्कार की घोषणा की थी। एक दिन वह हैजे से पीड़ित होकर घर में आराम कर रही थी। पुलिस आई और उन्हें उसी स्थिति में पकड़ कर ले गई। जेल में उनकी नग्न करके पिटाई की गई। उन्होंने सभी अमानवीय यातनाएं सहीं, मगर पुलिस को कुछ न बताया। इसके बावजूद उन्होंने जेल में 21 दिन की भूखहड़ताल की। ऐसी साहसी थी ननी देवी।

कल्पना दत्त ने 16 वर्ष की आयु में ही अंग्रेजों के खिलाफ बहादुरी के कारनामे कर दिखाए। 1930 में चटगांव में सूर्यसेन का क्रांतिकारी दल सक्रिय था। कल्पना दत्त इसी दल की क्रांतिकारी थी। सूर्यसेन, तारकेश्वर और कल्पना आदि पर चटगांव शस्त्रागार कांड के संबंध में मुकदमा चला। कल्पना को उम्र कैद की सजा हुई। तब वह मात्र 19

वर्षीया युवती थी। वह हताश न हुई। गांधी जी से भी उसने संपर्क रखा। जेल में उसने संस्मरण लिखे। 1937 में जब प्रांतीय स्वशासन लागू हुआ, तो गांधीजी के प्रयत्नों से 1 मई 1939 को कल्पना रिहा हो गई। 24 सितंबर 1970 को पूना में उन्हें 'वीर महिला' की उपाधि से सम्मानित किया गया।

वीना को 1 वर्ष का कठोर कारावास हुआ, परंतु अदालत के समक्ष उसने 3 पृष्ठों का लंबा बयान दिया। उसने कहा, "मातृभूमि के प्रति अपने प्रेम से प्रेरित होकर ही मैंने गवर्नर पर गोली चलाई। विदेशी सरकार के अत्याचारों से कराहते हुए भारत में जीवन क्या जीने योग्य है ? इसके बदले में अपना बलिदान करके विरोध प्रकट करना क्या अच्छा नहीं है ?" जानते हैं उस समय वीना की आयु क्या थी–मात्र 21 वर्ष।

जब लाला लाजपतराय की लाठियों से मृत्यु हो गई, तो भगत सिंह ने अंग्रेज सार्जेन्ट सान्डर्स को दिन दहाड़े गोली से उड़ा दिया। उसी रात शहर की दीवारों पर जगह-जगह पोस्टर चिपका दिया गया, "यह देशभक्त लाला लाजपतराय की मौत का बदला है।" तब लाहौर के चप्पे-चप्पे में पुलिस तैनात कर दी गई। उन्हें पकड़ने के लिए गुप्तचरों का जाल बिछ गया, फिर भी ये लोग पकड़ में नहीं आए, क्योंकि इनकी मददकर्ता थी दुर्गा भाभी।

1942 के उग्र आंदोलनों में अरुणा आसफअली का नाम सर्वप्रथम लिया जाता है। उनके साहस और आत्मविश्वास को देखते हुए उन्हें '1942 की हीरोइन' भी कहा जाता रहा। अरुणा आसफअली के बाद महिलाओं में सुचेता कृपलानी का नाम भी एक यादगार बना हुआ है। इन्होंने भी भूमिगत रहकर कार्य किया।

1942 के 'भारत छोड़ो' आंदोलन में उषा मेहता कालेज की पढ़ाई छोड़कर कूद पड़ी थीं। उन्होंने शराब की दुकानों पर धरने दिए, प्रदर्शन किए, नारे लगाए। उषा ने गुप्त प्रसारण सेवा शुरू करने के लिए एक गुप्त रेडियो की स्थापना की। इनके पिता सरकारी कर्मचारी थे। उन्हें नौकरी का खतरा था। उन्होंने उषा का विरोध किया, मगर परिवारवालों का विरोध उनके हौंसले को दबा नहीं पाया। उनके शब्द आज भी याद किए जाते हैं। उन्होंने कहा, "ऐसे समय जब सारे नेता जेल में हैं, प्रेस पर सेंसर है, आजादी की आवाज दबा दी गई है, उसे देशवासियों

तक पहुंचाने के लिए ऐसे रेडियो की सख्त जरूरत है।''

बनलता सेन भी क्रांतिकारी युवती थी। इन्होंने एम.ए. की परीक्षा जेल में रहते हुए पास की। माया घोष मात्र 15 वर्ष की थीं, जब उन्होंने देश के प्रति समर्पित होने की शपथ खाई। पहली बार जब वह पुलिस की पकड़ में आई, तब वह नाबालिग थी। इसलिए उसे छोड़ दिया गया। सुभाषचन्द्र बोस की भतीजी बेला मित्र ने भी उल्लेखनीय कार्य किए। नेता जी ने जब कांग्रेस का परित्याग करके विभाजित कांग्रेस का विरोधी सम्मेलन बुलाया, तब 19 वर्षीया बेला मित्र ही नारीवाहिनी की कमांडर चुनी गईं।

आज हम अपने देश में जो तिरंगा लहरा रहे हैं, उसे लहराने की आजादी हमें यूं ही नहीं मिल गई। यह कितने ही वीरों के साहस का परिणाम है। यदि साहस का पतन हो जाए, तो अन्य मानसिक शक्तियां भी साथ छोड़ देती हैं। रानी एलिजाबेथ के शब्दों में, ***''कायर पुरुष अकसर डगमगा जाते हैं, जबकि साहसी व्यक्ति बहुधा आपदाओं पर विजय प्राप्त कर लेते हैं।''*** साहसी व्यक्ति जीवन का एक लक्ष्य निर्धारित कर लेते हैं। उस लक्ष्य में वे कभी विचलित नहीं होते। मुसीबतें आती हैं, बाधाएं मार्ग रोकती हैं, मगर वे कांपते नहीं, दृढ़ रहते हैं। उन्हें अपनी शक्तियों पर जरा भी संदेह नहीं रहता और अपने शब्दों पर भरोसा रहता है। इस बात की चिंता नहीं होती कि उनके मित्रों या सहायकों ने उनका साथ छोड़ दिया है। उन्हें सदैव अपना लक्ष्य ही दिखाई देता रहता है। शेक्सपियर ने कहा है, ''कायर पुरुष अपनी मृत्यु से पूर्व ही अनेक बार मृत्यु का अनुभव कर चुकते हैं, जबकि वीर पुरुष कभी भी एक बार से अधिक नहीं मरते।'' ***साहसी व्यक्ति अपने इरादे नहीं बदलते, बल्कि अपने विश्वास पर अटल रहते हैं। उनका संकल्प अटूट होता है। वे असफलता से डरते नहीं, बल्कि कर्मक्षेत्र में कूद पड़ते हैं। अंततः उनका उत्साह, उनका परिश्रम उन्हें अपनी मंजिल तक पहुंचा ही देता है।***

उनका साहस या विश्वास सोडावाटर की तरह नहीं होता कि अभी तो उबाल खा रहा है, मगर थोड़ी देर में शांत हो गया। साहसी व्यक्तियों का उत्साह निरंतर बना रहता है। ऐसा व्यक्ति जब-जब भी गिरता है, पूरी हिम्मत से पुनः उठ खड़ा होता है। गिरता है, उठता है, मुस्कराता है और बढ़ता जाता है, अपनी मंजिल की ओर। वह अपने शब्द-कोश से असंभव शब्द निकाल फेंकता है। आत्मविश्वासी और साहसी व्यक्ति दृढ़ चट्टान की भांति होता है। हलके से हवा के झोंके पर वह पत्ते के समान कांपता नहीं। लोग भले ही उसे निरुत्साहित करने का प्रयास करें, उसका साथ छोड़ दें, मगर उसके आत्मविश्वास में जरा भी कमी नहीं आती।

जो लोग हमेशा यही कहते रहते हैं कि उनके लिए अवसर ही नहीं है वे साहसहीन व्यक्ति ही होते हैं। वे अकसर चांस लेने से कतराते हैं। उन्हें हमेशा असफलता का भय बना रहता है। यह भय ही उन्हें आगे बढ़ने नहीं देता। अगर आप साहसी और आत्मविश्वासी हैं, तो आपके व्यक्तित्व की अनेक कमियां छिप सकती हैं। आज आप जो पहाड़ों को चीरकर बनाई हुई नदियां देखते हैं, नदियों पर बने बड़े-बड़े पुल देखते हैं, यह सब साहसी लोगों के परिश्रम का ही फल है। महाद्वीपों की खोज कोई साहसी व्यक्ति ही कर सकता था। आपमें चाहे कितने ही गुण हों, कितनी ही योग्यता एवं क्षमता हो, अगर साहस और आत्मविश्वास नहीं है, तो आप सफल नहीं हो सकते।

कुछ व्यक्ति बड़े साहस और उत्साह से कार्य प्रारंभ करते हैं, मगर कार्य के बीच में ही उनका आत्मविश्वास उनका साथ छोड़ देता है और वे कार्य को वहीं छोड़ देते हैं। उनका अब तक किया गया पूरा परिश्रम व्यर्थ चला जाता है। उनमें विजय प्राप्ति तक कष्ट सहने की हिम्मत न थी। जो काम आपने हाथ में ले लिया है, उसे पूरा किए बिना न छोड़ें।

जॉनसन दो बार अमरीका की सीनेट का चुनाव हार गए, तो किसी ने पूछा कि क्या अब फिर दोबारा चुनाव में खड़े होओगे ? इस पर जॉनसन ने कहा था, ''क्यों नहीं ? इस हार से मेरा दिल नहीं हारा है। जिस दिन मेरा दिल हार गया, उस दिन ही मैं स्वयं को हारा हुआ समझूंगा।'' और अंततः वह चुनाव जीतकर ही रहे। वे लोग विवेकहीन हैं, जो तनिक-सी हार से अपना सब कुछ गंवा बैठते हैं। प्रत्येक असफलता के बाद दुगनी शक्ति से उठ खड़े होइए, दुगुने वेग से आगे बढ़िए, निरंतर बढ़ते जाइए, सफलता आपके कदम चूमेगी।

ऐसा कोई भी कार्य नहीं है, जो सहस और विश्वास के अभाव में किया जा सके। विवेकपूर्ण हिम्मत हर कार्य के लिए जरूरी है। सभी माता-पिता चाहते हैं कि उनका बच्चा साहसी बने। शुरू-शुरू में तो वे इसके लिए प्रयास भी करते हैं। मिसेज चावला की बेटी रश्मि बात-बात पर रोती थी। थोड़ी-सी चोट लगने पर सबको परेशान कर देती थी। इस पर मिसेज चावला ने उसकी पढ़ने वाली मेज पर शेर का स्टीकर चिपका दिया और उसे समझाया कि उसे शेर की तरह बहादुर बनना है, क्योंकि वह तो शेर-बच्ची है। अब रश्मि उतना नहीं रोती।

लेकिन अकसर देखने में आता है कि जब बच्चा छोटा होता है, तो माता-पिता उसमें आत्मविश्वास और साहस जगाने की कोशिश करते हैं। मगर जब वह थोड़ा बड़ा हो जाता है, तो इसका प्रयास छोड़ देते हैं। कई माता-पिता पहले बच्चे पर जरूरत से ज्यादा ध्यान देते हैं, जिससे बच्चा उन पर आश्रित रहता है और दूसरे-तीसरे बच्चे

पर ध्यान ही नहीं देते, जिससे उसमें भी कमियां रह जाती हैं। दोनों ही बातें गलत हैं। प्रारम्भ से ही बच्चे का विश्वास जीतकर, उसमें अच्छे गुणों के विकास की ओर ध्यान देना चाहिए।

साहस सबसे बड़ा हथियार है। जो लोग साहस छोड़कर बैठ जाते हैं, वे मंजिल तक कभी नहीं पहुंचते। सफलता उन्हीं को मिलती है, जो कठिन परिस्थितियों में भी साहस का दामन नहीं छोड़ते। आप किसी भी क्षेत्र में काम क्यों न करते हों, साहस की आवश्यकता तो हर क्षेत्र में है। अगर आपके मन में अपने क्षेत्र में ख्याति अर्जित करने की चाह है, तो साहस और आत्मविश्वास का विकास चाहिए।

ओलबुल का नाम आज विश्वविख्यात है। वह प्रसिद्ध संगीतकार के रूप में जाना जाता है। वह अमेरिका में बाहर से आकर बसा था और उसने अपनी ख्याति के झंडे अमेरिका में गाड़ दिए। क्या आलोचकों ने उसके कार्य में बाधाएं नहीं पैदा की होंगी ? उसका आत्मविश्वास उसके साथ था, उसे सफलता मिली। आपका जीवन बहुमूल्य है। उसके मूल्य को समझिए। जरा-जरा सी बात पर मुंह लटका कर बैठ जाएंगे, तो बहुत-सी उपलब्धियों से वंचित रह जाएंगे। जब भी आपके मार्ग में कठिनाइयां आने लगें और आपको लगे कि आप हिम्मत खो रहे हैं, तो उन वैज्ञानिकों को याद अवश्य कीजिए, जिन्होंने एक-एक प्रयोग पर कितने ही वर्ष तक कार्य किया, किन्तु विचलित नहीं हुए। निश्चित रूप से आपको एहसास हो जाएगा कि आपके पास तो बहुत से साधन हैं।

प्रो. रामन प्रथम भारतीय भौतिकविद् थे, जिन्होंने द्रव, गैस और ठोस अणुओं द्वारा प्रकाश के प्रकीर्णन की व्याख्या की थी, जिसके लिए उन्हें 1930 में विश्व के सर्वोच्च पुरस्कार 'नोबेल पुरस्कार' से सम्मानित किया गया था। इस पुरस्कार को पाने वाले वह प्रथम एशियाई और भारतीय वैज्ञानिक थे। क्या इतनी बड़ी उपलब्धि प्राप्त करने वाले रामन के जीवन में कोई कठिनाई न आई होगी ? ऐसा तो हो ही नहीं सकता। कठिनाइयां तो अवश्य आई होंगी, लेकिन उन्होंने उसे अपने विश्वास से जीत लिया होगा।

भारत के आइस्टीन कहलाने वाले सत्येंद्र नाथ बोस को जब 14 वर्ष की आयु में 1908 में प्रवेश परीक्षा देने का अवसर मिला, तो परीक्षा से दो दिन पूर्व चेचक होने के कारण वह परीक्षा में न बैठ सके, मगर इस छोटी-सी असफलता ने उन्हें तोड़ा नहीं। होमी जहांगीर भाभा, जगदीश चंद्र बोस, औद्योगिक अनुसंधान के प्रणेता शांति स्वरूप भटनागर, प्रथम भटनागर पुरस्कार विजेता के.एस. कृष्णन, खगोल वैज्ञानिक सुब्रह्मण्यम चन्द्रशेखर आदि ऐसे ही वैज्ञानिक हैं, जिन्होंने अपने साहस और विश्वास के सहारे अपनी कल्पना को सत्य कर दिखाया।

क्या अब भी आपमें साहस और उत्साह के भाव पैदा नहीं हुए। अभी तो आपको बहुत कुछ करना है। आपके पास साधनों की कमी नहीं है। हां, कभी-कभी आपका विश्वास डोल जाता है और आप हारे हुए व्यक्ति का सा व्यवहार करने लगते हैं। अपनी असफलता का दोष कभी भाग्य पर लगाते हैं, तो कभी परिस्थितियों पर। मेरी मानिए, भाग्य को कोसना बंद कर दीजिए। अगर दोष ही देना है, तो अपनी निराशाओं और कुंठाओं को दीजिए, जो आपका मार्ग रोक रही हैं। चलिए, उठिए, आपके साथ आपकी आंतरिक मानसिक शक्तियां हैं। कोई भी बाधा आपका कुछ नहीं बिगाड़ सकती। आप जो चाहते हैं, वह बनकर ही रहेंगे। हिम्मत रखिए, आगे बढ़िए। सफलता आपकी प्रतीक्षा कर रही है।

कुछ आत्मविश्वासी हस्तियां

इसमें कोई संदेह नहीं है कि आत्मविश्वास बढ़ाने के लिए आत्मविश्वासी और सफल लोगों से संपर्क कर उनके अनुभवों से लाभ उठाने का प्रयास करना चाहिए। चलिए, आपको भी ले चलते हैं कुछ ऐसे सफल व्यक्तियों के पास, जिन्होंने अपने जीवन में कठोर परिश्रम और संघर्ष किया और आज मनचाही सफलता प्राप्त करने का संतोष उनके चेहरे से झलकता है।

महेश नारायण सक्सेना (शिक्षाविद्)

सक्सेना जी रिटायर्ड प्राचार्य हैं। इन्होंने बी.एस-सी., एम.ए. (हिंदी), एम.ए. (संगीत), साहित्य रत्न की डिग्रियां हासिल कीं और अपना कैरियर एक अध्यापक के रूप में प्रारंभ किया। 1941 से 1946 तक महेश जी मानव भारती स्कूल (मसूरी) में कार्यरत रहे। 1947 से 1950 तक प्रयाग संगीत समिति के डायरेक्टर के पद पर कार्य किया। 1950 से 1954 तक इलाहाबाद विश्वविद्यालय में संगीत के प्राध्यापक रहकर अध्यापन में लगे रहे। 1954 से 1975 तक नेतरहाट रेजीडेंशियल पब्लिक स्कूल (बिहार एजूकेशन सर्विस) में सीनियर मास्टर और हाउस मास्टर का पद संभाला। 1975 में गवर्नमेंट हाई स्कूल में प्राचार्य की पदवी ग्रहण की और 1976 में वहीं से रिटायर्ड हुए, लेकिन सरकारी विद्यालय से सेवानिवृत होने पर भी उन्होंने स्वयं को रिटायर्ड नहीं होने दिया। अपने परिश्रम को विराम न देते हुए 1976 से 1982 तक कोऑपरेटिव विद्यालय (रांची) में प्राचार्य का कार्य किया। 1982 से 1984 तक रांची के निकट के.जी. स्कूल के प्रिंसिपल रहे। 1984 से 1990 तक छः वर्ष वूमंस टीचर ट्रेनिंग सेंटर, मानव भारती मसूरी में कार्य किया, तत्पश्चात् एक वर्ष रेजीडेंशियल स्कूल 'मानस्थली', बरेली में डायरेक्टर का कार्य किया। इसी बीच सक्सेना जी ने कई नए स्कूल खुलवाए और शिक्षा प्रचार का हर संभव प्रयास करते रहे।

सक्सेना जी लगभग 22वर्ष तक ऑडिशन बोर्ड ऑफ ऑल इंडिया रेडियो के सदस्य भी रहे और लगभग 20 वर्ष तक रेडियो में शास्त्रीय संगीत और सुगम संगीत के कार्यक्रम भी प्रस्तुत करते रहे हैं। आज भी 82 वर्ष की आयु में अपने पांच ऑडियो

कैसेट तैयार करवाए हैं। इनमें उन्होंने सभी गाने बिना पूर्वाभ्यास के गाए हैं। इसके अतिरिक्त कई संगीत की कई पुस्तकें भी लिखी हैं, जिनमें से कुछ हैं, 'नवीन बाल संगीत', 'शिव गीतिका', 'संगीत शास्त्र-1', 'संगीत शास्त्र-2', 'प्रार्थना संगीत' आदि। हाल ही में उनकी पुस्तक 'भगवान और इंसान', प्रकाशित हुई है। आजकल वह इस पुस्तक को अंग्रेजी भाषा में लिखने का कार्य कर रहे हैं।

सक्सेना जी अपनी सफलता का सारा श्रेय आत्मविश्वास, साहस और परिश्रम को देते हैं। आत्मविश्वास में बाधक के रूप में चिंता, भय, असंतुष्टि, संदेह आदि को मानते हुए कहते हैं, ''चिंता बाधक है, चिंतन साधक है। चिंता का मूल कारण यही होता है कि व्यक्ति बाधाओं और खतरों से बचना चाहता है, लेकिन हमें अच्छी तरह समझ लेना चाहिए कि खतरों से पलायन करके हम अस्थाई चिंता मुक्ति, तो प्राप्त कर सकते हैं, मगर स्थाई शांति नहीं पा सकते। कहा भी गया है–No risk no game. Greater the risk greater the game. जीवन को खेल समझें। आत्मविश्वास की साधना परिपक्व तभी होगी, जब व्यक्तिगत आत्मविश्वास, समाजगत आत्मविश्वास में परिणित हो जाए। सबसे पहले समझ लें कि जीवन में अच्छा-बुरा, सुख-दुःख, हार-जीत, उतार-चढ़ाव, तो आता ही रहता है। इसलिए अभाव, दुःख या हार आदि से अपने मन को कमजोर नहीं करना चाहिए, ताकि आप छोटे-बड़े उतार-चढ़ाव को आसानी से सहन कर सकें।''

आत्मविश्वास बढ़ाने का सबसे आसान तरीका क्या हो सकता है ? इसके उत्तर में सक्सेना जी कहते हैं, ''मैं अकसर अपने विद्यार्थियों को यही समझाता रहा हूं कि आत्मविश्वास की कमी का मूल कारण हमारे व्यर्थ के विचार हैं। आत्मविश्वास बढ़ाने के लिए वर्तमान में जीना सीखिए। छोटे-छोटे उत्सव मनाते रहें। अपने को श्रेष्ठ समझें। कितना कटु सत्य है कि बच्चा रोता हुआ पैदा होता है, थोड़ा बड़ा होता है, तो छोटी-मोटी बीमारियों से परेशान रहता है। स्कूल जाने लायक हुआ, तो पढ़ाई की चिंता शुरू हो जाती है। पढ़ाई खत्म हुई, तो नौकरी की समस्या, मन की नौकरी मिल भी गई, तो कार्यालय की छोटी-छोटी समस्याएं पीछा नहीं छोड़तीं। पहले शादी के लिए परेशानी, शादी के बाद बच्चों की चिंता...। आप एक कड़ी से दूसरी कड़ी जोड़ते जाइए। अगर आप यह सोचते हैं कि अमुक कार्य हो जाए, तो मैं सुखी हो जाऊंगा, तो यह आपका भ्रम है। अगर सुखी होना चाहते हैं, तो आज ही, इन्हीं परिस्थितियों में सुख खोजिए। यकीन मानिए अगर आप छोटी-छोटी बातों में भी प्रसन्नता खोजने की कला जान गए, तो आपका आत्मविश्वास भी स्वतः बढ़ता जाएगा।''

सक्सेना जी की बात मुझे समझ में आ गई, फिर भी उन्हें और कुरेदने के लिए मैंने कहा, ''संभवतः हम विषय से भटक गए हैं। आत्मविश्वास और प्रसन्नता दोनों

अलग-अलग हैं...।'' इस पर सक्सेना जी बीच में ही टोकते हुए बोले, ''हममें यही कमजोरी है कि हम प्रसन्नता और आत्मविश्वास को अलग-अलग मानकर चलते हैं, जबकि सत्य तो यह है कि प्रसन्नता सकारात्मक भाव है और आत्मविश्वासहीनता नकारात्मक। एक सकारात्मक भाव ही दूसरे नकारात्मक भाव को काट देता है। अगर आप प्रसन्नचित्त हैं, तो आपकी सोच शुद्ध होगी। अगर आप प्रसन्न रहने की कला जान जाएं, तो भय, चिंता, शोक, तनाव आदि पैदा ही नहीं होंगे। जब इन नकारात्मक भावों से मुक्ति मिल जाएगी, तो निःसंदेह आपका समाज को देखने का नजरिया बदल जाएगा। अपनी शक्तियों पर आपके संदेह और आत्मविश्वास के भाव भी लुप्त हो जाएंगे।''

ओमप्रकाश शर्मा (राजभाषा अधिकारी)

बाचतचीत के इस दौर में, दूसरी सफल हस्ती आंध्रा बैंक, दिल्ली में राजभाषा अधिकारी ओमप्रकाश शर्मा जी से इस विषय में विस्तृत वार्तालाप हुआ। वह आत्मविश्वास के महत्त्व को बताते हुए कहते हैं, ''आत्मविश्वास के बिना जीवन के किसी भी क्षेत्र में सफलता प्राप्त नहीं की जा सकती। चाहे कैरियर हो, शिक्षा हो, नौकरी हो या व्यावहारिक जीवन। अगर आपमें आत्मविश्वास की कमी है, तो आप नीचे ही रहेंगे। आत्मविश्वास को बढ़ाने के लिए अच्छी-अच्छी पुस्तकें पढ़िए, विभिन्न लोगों से बातचीत करें और अपने अंदर की योग्यताओं को निखारने का लगातार प्रयास करते रहें।''

जब ओमप्रकाश जी से यह पूछा गया कि क्या आपके जीवन में कभी निराशा आई ? तो वह मुस्कराते हुए बोले, ''निराशा तो एक अनचाहा मेहमान है। मेरे जीवन में जब भी निराशा आई, मेरी मित्र मंडली ने मुझे भरपूर सहयोग दिया। निराशा के क्षणों में अकेलेपन से बचना चाहिए, क्योंकि अकेले में तो आपके नकारात्मक विचार ही आप पर प्रभावी रहेंगे। अगर आप अपने मित्रों से मिलते हैं, तो उनके विचार अवश्य आपके विचारों को प्रभावित करते हैं। ध्यान साधना से भी निराशा से मुक्ति मिलती है।

''कई बार हमें प्रतिकूल परिस्थितियों में कार्य करना पड़ता है। तब लगातार तनाव की स्थिति बनी रहती है। ऐसे में आत्मविश्वास भी कम होने लगता है। हीनता के भाव ज्यादा उभरते हैं। इन विपरीत परिस्थितियों का सामना बड़े साहस से करना चाहिए। हो सकता है, आपको कार्यालय में ऐसे लोगों के बीच बैठकर कार्य करना पड़ रहा हो, जिनके विचार आपसे नहीं मिलते। अब इस बात से अगर आप खुद परेशान रहते हैं, तनाव में रहते हैं, तो आपका अपना ही नुकसान होगा। ऐसे में परिस्थितियों से समझौता करना आना चाहिए। अगर आप चाहें तो, अपने व्यवहार से दूसरों को बदल सकते हैं। अगर ऐसा नहीं कर पाते, तो खुद को बदल लें। मगर

तनाव में न रहें। यदि आप काफी समय से तनाव महसूस कर रहे हैं, तो तुरंत चौकन्ने हो जाइए। सबसे पहले अपना स्थान परिवर्तन करें। दूसरे, स्वयं को व्यस्त रखें। अगर कार्यालय की कोई परेशानी है, तो निःसंकोच तीन-चार दिन की छुट्टियां लेकर अपने शरीर और मन को आराम दें। इस बीच आप अपने मित्रों, शुभचिंतकों से संपर्क बनाएं। अपनी रुचि के अनुकूल कार्य करें। तीन-चार दिन बाद जब आप कार्यालय आएंगे, तो आपको उसी कार्य को लेकर वह परेशानी नहीं होगी। वैसे कई लोग इसे पलयान भी कहते हैं, मगर मैं इसे पलायन नहीं मानता, बल्कि यह तो खोई हुई ऊर्जा शक्ति को पुनः प्राप्त करने का एक उपाय है।''

डर के विषय में बात करते हुए शर्मा जी कहते हैं, ''हमें जब भी डर लगता है, अपनी ही कमजोरियों से लगता है। अगर मुझे आदेश हुआ है कि आज दो बैंकों का निरीक्षण करना है और मैं एक बैंक का ही निरीक्षण करके अपने घर चला जाता हूं, तो मेरे मन में डर पैदा होगा, क्योंकि इस डर का कारण मैं किसी से कह नहीं सकता, क्योंकि मैं यही कहता रहूंगा कि मुझे मेरे डर का कारण नहीं पता। जिसे आप डर कह रही हैं, यह डर नहीं, बल्कि आत्मविश्वास की कमी है। जब-जब भी आप गलतियां करते हैं आपका आत्मविश्वास कमजोर होने लगता है। आत्मविश्वास बढ़ाने के लिए छोटी-छोटी गलतियों से बचें, जिनके लिए आपको शर्मिंदा होना पड़ता है। आजकल बड़े-बड़े शहरों में बहुत अच्छे प्रोफेशनल कोर्सेस चल रहे हैं, जो आपके आत्मविश्वास में सहायक सिद्ध हो सकते हैं। इन कोर्सेस को ज्वाइन करना चाहिए। इनमें पहले बातों-ही-बातों में सामने वाले का स्तर जाना जाता है, बाद में उसी स्तर के आधार पर अभ्यास करवाया जाता है। मूल रूप से कहा जाए, तो ये कोर्सेस व्यक्ति के व्यक्तित्व के विकास में काफी सहायक सिद्ध हो सकते हैं।

''एक बात और कहना चाहूंगा। जब भी खाली समय मिले, आत्मचिंतन करें। अकसर यह होता है कि खाली समय मिलते ही व्यक्ति समीक्षक बन बैठता है। वह समाज की समीक्षा करता है, अपने आस-पास के लोगों के कार्यों की समीक्षा करता है, लेकिन अपनी समीक्षा नहीं करता। अपने आपको समय जरूर दें। व्यक्ति स्वयं ही अपना सबसे बढ़िया शिक्षक होता है। हम जितने बेहतर तरीके से अपनी समस्याएं सुलझा सकते हैं, उतने बेहतर तरीके से कोई दूसरा नहीं सुलझा सकता, क्योंकि हमारी दृष्टि में कोई समस्या गंभीर हो सकती है, लेकिन दूसरे की दृष्टि में क्या पता वह मामूली ही हो।''

यह पूछने पर कि आप जब किसी गहरी समस्या से घिर जाते हैं और आपका मन कमजोर पड़ने लगता है, तब आप क्या करते हैं ? शर्मा जी मुस्कराते हुए बोले, ''सबसे पहले मैं यह सोचता हूं कि कोई भी समस्या इतनी गंभीर नहीं होती, जिसका समाधान

न खोजा जा सके। अगर मुझे लगे कि मेरी हिम्मत मेरा साथ छोड़ती जा रही है, तो मैं उन तमाम लोगों को याद करता हूं, जिन्होंने मुझसे भी ज्यादा मुसीबतें झेली हैं। यकीन मानिए ऐसे लोगों को याद करते ही मुझमें जोश भर जाता है।''

अपराजिता लखेड़ा (सहायक आयुक्त)

कर्मचारी भविष्यनिधि संगठन की सहायक आयुक्त कुमारी अपराजिता लखेड़ा मानती हैं कि अनुशासन से ही आत्मविश्वास पैदा हो सकता है। वह कहती हैं, ''जिस व्यक्ति की नियमित दिनचर्या नहीं, वह कभी आगे नहीं बढ़ सकता। यदि आप अनुशासन में रहेंगे, तो आपको कभी समय की कमी की शिकायत नहीं रहेगी। आत्मविश्वास बढ़ाने के लिए सकारात्मक सोच का होना भी बेहद जरूरी है। जैसे ही कोई नकारात्मक विचार मन में उठने का आभास हो, उसी क्षण उसके स्थान पर सकारात्मक विचार लाने का प्रयास करें। विषम परिस्थितियों में साहसपूर्वक कार्य करने से आत्मविश्वास बढ़ता है। इसलिए कभी भी प्रतिकूल परिस्थितियां देखकर घबराना नहीं चाहिए। जब अंतर्मन गिरा-गिरा सा अनुभव कर रहा हो, तो नकली हंसी हंसें, मुस्कराएं। प्रसन्नता को कभी न खोएं। अलेक्जैंडर सोल्जेनित्सिन का कथन मैं हमेशा याद रखती हूं। वह कहते हैं, ''कोई व्यक्ति तभी तक प्रसन्न रह सकता है, जब तक वह प्रसन्न रहना चाहे और कोई भी उसे प्रसन्न रहने से रोक नहीं सकता। कार्य में एकाग्रता भी तभी आएगी, जब मन प्रसन्न होगा।''

चिंता के विषय में बात करने पर उनका कहना है, ''थोड़ी-सी चिंता तो बेहद जरूरी है। आपने नोट किया होगा कि परीक्षा के दिनों में विद्यार्थियों को जल्दी-जल्दी याद होने लगता है। उसके पीछे कारण यही होता है कि उन्हें परीक्षा का डर होता है, थोड़ा तनाव होता है। किंतु यही तनाव या चिंता जब जरूरत से ज्यादा बढ़ जाती है, तब हानिकारक होती है।

''ईर्ष्या भी आत्मविश्वास की कमी का ही परिणाम है। ईर्ष्या करने वाले व्यक्ति को स्वयं की शक्तियों पर विश्वास नहीं होता और वह दूसरों की उन्नति से दुःखी होता रहता है। इस तरह उसका पूरा व्यक्तित्व तार-तार हो जाता है। ईर्ष्या भाव दूर करने का सबसे आसान तरीका है कि जिस व्यक्ति के प्रति ईर्ष्या भाव आए, उसके गुणों की सराहना करना प्रारंभ कर दें। दूसरों के सामने उसके सफलताओं को सराहेंगे, तो आपके मन से ईर्ष्या भाव भी समाप्त हो जाएगा और आप उसकी सफलताओं से प्रेरणा भी ले पाएंगे।''

आत्मविश्वास के लिए दृढ़ निश्चय शक्ति पर प्रकाश डालती हुई अपराजिता कहती हैं, ''किसी भी कार्य में सफलता-असफलता हमारे संकल्पों पर आधारित होती है।

आपका निश्चय दृढ़ होना चाहिए, लेकिन हठीपन के भाव न हों। अपने निर्णयों पर डटे रहना अच्छी बात है, लेकिन ध्यान रखो कि मजबूती और जिद्द में अंतर होता है। आपको सभी समझा रहे हैं कि आप गलत दिशा में जा रहे हैं, लेकिन आप अड़े हैं कि नहीं मैं ही ठीक हूं, ये उचित नहीं। अपने से अधिक योग्य व्यक्तियों का मार्गदर्शन लेने से कभी हानि नहीं होती। पूरी तरह किसी के पीछे न लगें, मगर दूसरों की अच्छी राय सुनने और मानने में संकोच नहीं करना चाहिए।

श्री चन्द्रभानु आर्य (हिंदी विभागाध्यक्ष)

पं. जवाहरलाल नेहरू राजकीय स्नातकोत्तर महाविद्यालय, फरीदाबाद के हिंदी विभागाध्यक्ष श्री चंद्रभानु आर्य ने जीवन के कई उतार-चढ़ाव देखें हैं। इतने वर्ष युवाओं के बीच रहकर वे उनकी मनोस्थिति से पूरी तरह परिचित हो गए हैं। साहित्य के क्षेत्र में 1981 में उनका निबन्ध संकलन 'यूं ही', 1982 में उपन्यास 'सच्चा झूठ', 1986 में निबन्ध संग्रह 'चिंतन का ढोंग', 1987 में '51 बाल भाषण-किशोर भाषण', 1987 में 'अपना-अपना इतिहास' आदि पुस्तकें प्रकाशित हुईं। फिलहाल 'चिंतन के क्षण' शीर्षक से पुस्तक प्रकाशनाधीन है। आर्य जी से हुई बातचीत के कुछ प्रमुख अंश प्रस्तुत हैं।

उपमाश्री : किसी भी कार्य में सफलता के लिए आत्मविश्वास का कितना महत्त्व है ?

च.आ : आप 10वीं कक्षा के छात्र से भी अगर पूछेंगे, तो वह भी उत्तर देगा कि आत्मविश्वास के बिना सफलता पाई ही नहीं जा सकती। लेकिन फिर भी सभी व्यक्तियों में आत्मविश्वास नहीं होता। जब-जब भी व्यक्ति हारता है, आत्मविश्वास के कारण ही हारता है।

उपमाश्री : आत्मविश्वास में कमी कब आती है ?

च.आ : जब व्यक्ति अपने व्यक्तित्व का निरीक्षण नहीं करता, अपनी छोटी-छोटी कमियों को नजरअंदाज कर देता है। ये कमियां व्यक्तित्वरूपी दीवार में छेद का काम करती हैं और इन्हीं छेदों से हीनता, निराशा, चिंता आदि नकारात्मक भाव प्रवेश कर जाते हैं और व्यक्तित्व को खोखला करने लगते हैं।

उपमाश्री : इन कमजोरियों से कैसे बचा जाए ?

च.आ : व्यक्ति को निरंतर आत्मनिरीक्षण करना चाहिए। महात्मागांधी अपनी आत्मकथा में लिखते हैं कि मैं रात को सोने से पूर्व अपने से प्रश्न किया करता था, आज भी करता हूं कि आज मैंने कौन से अच्छे कार्य किए और कौन से बुरे कार्य किए। बुरे कार्यों के लिए मैं स्वयं को दुत्कारता था, अच्छे कार्यों के लिए

शाबासी देता था और आने वाले कल के लिए प्रतिज्ञा करता था। अपनी कमजोरियां सभी व्यक्ति जानते हैं, परंतु वे उन्हें स्वीकार नहीं करते। कमजोरियों को स्वीकार करेंगे, तो ही उनसे लड़ेंगे। आपके अंदर कोई बुरी आदत है और उससे आप छुटकारा पाना चाहते हैं, तो अपनी बाजू पर काला धागा बांधकर प्रण कीजिए कि इस आदत को छोड़ना ही है। ये काला धागा आपको हमेशा याद दिलाएगा कि आपने क्या प्रण किया था।

उपमाश्री : कोई ऐसा अनुभव बताएं जब आप निराशा के दौर से गुजरे हों और ये भी बताएं कि आप उससे कैसे उभरे ?

च.आ : (हंसते हुए) मेरे अब तक के जीवन में मुझे जब भी लगा कि मेरा मन कुछ डांवाडोल हो रहा है, मैं चौकन्ना हो गया। क्योंकि कभी भी भारी निराशा से गुजरने का अवसर ही नहीं मिला।

उपमाश्री : अच्छा ! तो फिर यही बता दीजिए कि अगर आपके पास आपका कोई निराश छात्र आता है, तो आप उसे निराशा से कैसे उभारेंगे ?

च.आ : पहले मैं उसे अपने विश्वास में लूंगा, उसकी निराशा का कारण जानूंगा। फिर उत्साह बढ़ाने वाले प्रेरक प्रसंग भी सुनाने पड़ेंगे। मैं उसे समझाऊंगा कि व्यक्ति को हमेशा अपने से नीचे की ओर देखना चाहिए।

उपमाश्री : (बात काटते हुए) मगर यदि उन्नति करनी है, तो हमेशा ऊपर की ओर ही देखना होगा, क्योंकि आप जिस ओर देखेंगे उसी ओर बढ़ेंगे।

च.आ : आपकी बात बिलकुल ठीक है। लेकिन आपका प्रश्न था कि निराश व्यक्ति को कैसे उभारेंगे। निराश व्यक्ति को तो यही समझाना पड़ेगा। जब वह सामान्य हो जाएगा तो उससे दूसरी तरह बात की जाएगी। उससे कहा जाएगा कि प्रतिकूल परिस्थितियों में भी सामान्य रहो।

उपमाश्री : प्रतिकूल परिस्थितियों में भी सामान्य कैसे रहा जा सकता है ?

च.आ : देखिए, आपके सारे प्रश्न मनोविज्ञान पर आधारित हैं। प्रतिकूल परिस्थितियां प्रत्येक व्यक्ति के जीवन में आती हैं। उन्हें चुनौती के रूप मे स्वीकार करना चाहिए। मेरे कैरियर के शुरुआती दिनों में मेरा बैंक में क्लर्क के पद पर चयन हुआ। वहां का कार्य मुझे पसंद नहीं था। मेरी रुचि अध्ययन अध्यापन में थी, तो मैंने उसे चुनौती के रूप में लिया। मैंने अपनी पढ़ाई जारी रखी और अपने प्रयत्नों में किसी भी प्रकार की कमी नहीं आने दी और मैंने अपनी निर्धारित मंजिल पा ली।

उपमाश्री : चिंता से बचने का कोई उपाय बताइए।

च.आ : वर्तमान में रहें। भूतकाल आपके हाथ से निकल चुका है, भविष्य के विषय में आपको कुछ ज्ञात नहीं है, तो भूत-भविष्य के विषय में सोचकर अपना वर्तमान खराब करने का क्या लाभ ! दूसरी बात कि निकम्में न बनें। अकसर निकम्में व्यक्तियों को ज्यादा चिंता होती है, क्योंकि उसके पास चिंता करने के लिए समय होता है। तीसरी बात कि चिंता न करने की आदत बनाइए। कुछ लोगों को चिंता पालने की आदत होती है, तो कुछ लोगों को चिंता टालने की आदत भी होती है। चिंता टालने की आदत बना लेंगे तो वह सदा के लिए टल जाएगी।

अगर किसी व्यक्ति को चिंता करने की आदत है, तो उसके सामने चिंता करने के ढेरों कारण आ जाएंगे। अगर आपने सोच लिया कि चिंता नहीं करनी है, तो आपको लगेगा कि परिस्थितियां स्वयं आपके अनुकूल बनती जा रही हैं। दो व्यक्ति बैठे हैं। एकाएक कोई चूहा आ जाता है। संभव है एक व्यक्ति शोर मचाने लगे, उछलने लगे और दूसरा चुपचाप बैठा हंसता रहे। इसी तरह चिंता भी एक छोटा-सा चूहा है, जो आपको डराने आता है। यह आप पर निर्भर करता है कि आप उसे कितना महत्त्व देते हैं।

उपमाश्री : हमारे पाठकों के लिए कोई विशेष संदेश !

च.आ : बस, इतना ही कहूंगा कि अपने व्यवहार को, मन को संतुलित रखिए। जिस तरह आत्मविश्वास कम होने से प्रगति रुक जाती है, उसी तरह अति आत्मविश्वास से भी बाधाएं आती हैं। मैं स्नातक में तृतीय श्रेणी में पास हुआ था। यद्यपि प्रारंभ से ही मैं मेरिटलिस्ट में रहा हूं। उसका कारण मेरा अति आत्मविश्वास था। अध्यापकों की अति प्रशंसा ने मुझे 'ओवर कान्फीडेन्ट' कर दिया। परिणाम मुझे भुगतना पड़ा। स्नातकोत्तर में मैंने प्रथम श्रेणी प्राप्त की। मुझे ठोकर लगी, मैं संभल गया। आप ठोकर लगने से पहले ही संभल जाएं।

श्री कृपाल सिंह (राजभाषा अधिकारी)

कुछ व्यक्तियों का जीवन शुरू से ही संघर्षों में बीतता है, किंतु वे हिम्मत नहीं हारते। जो ठान लेते हैं, वह करके ही दम लेते हैं। श्री कृपाल सिंह भी ऐसे ही जुझारू और संघर्षशील व्यक्तियों में से हैं, जिन्होंने पग-पग पर मुसीबतें झेलीं, किंतु हिम्मत नहीं हारी।

कृपाल सिंह मानते हैं कि आत्मविश्वास को विकसित करना एक दीर्घकालीन प्रक्रिया है। आत्मविश्वास कोई ऐसी वस्तु या भाव नहीं है, जिसको दो मिनट में ही प्राप्त

किया जा सके। यह ठीक है कि कुछ व्यक्तियों की उक्तियां हमें उत्साहित करती हैं, हममें आत्मविश्वास जगाती हैं। आप पुस्तक लिख कर जो लोगों के लिए प्रेरणादायक कार्य कर रही हैं, इससे लाभ तो उन्हीं को होगा, जो इसे पढ़कर आपके अनुभवों पर अमल करेंगे। बिना प्रयास किए आत्मविश्वास को नहीं पाया जा सकता। आत्मविश्वास संस्कारों, पारिवारिक पृष्ठभूमि, शिक्षा-दीक्षा, संगति और कार्यशैली पर निर्भर करता है। मान लीजिए पहले तीन प्वाईंट संस्कार, पारिवारिक वातावरण और शिक्षा में आप पिछड़ गए हैं और अब पुनः अथ से प्रारंभ करना चाहते हैं, तो भी संगति और कार्यशैली के माध्यम से आप स्वयं को बदल सकते हैं। अच्छी संगति में रहेंगे, आत्मविश्वासी लोगों के बीच रहेंगे, तो निश्चित रूप से आप में भी आत्मविश्वास जागेगा। उसके बाद आप अपनी कार्यशैली में परिवर्तन लाकर उस जागे हुए आत्मविश्वास को स्थायित्व दे सके हैं। प्रत्येक व्यक्ति का कोई आदर्श पात्र होता है। हो सकता है कि वह उसके समकालीन हो, ऐसी स्थिति में उसके सान्निध्य से भरपूर लाभ उठा सकते हैं। अगर कोई दिवंगत व्यक्ति आपका आदर्श है, तो उसकी अच्छाइयों और जीवन की घटनाओं से आप अनुभव प्राप्त कर सकते हैं।

अगर आप आत्मविश्वासी बनना चाहते हैं तो कुछ महत्वपूर्ण बातों का ध्यान रखें। पहली बात स्वाध्याय की आदत डालें। नियमित अध्ययन करें। महान पुरुषों की जीवनियां पढ़ें। प्रेरक प्रसंग पढ़ें। उनसे आपको मार्गदर्शन मिलेगा। दूसरी बात कि आप कर्तव्यनिष्ठ बनें। कर्तव्यनिष्ठा में सब कुछ आ जाता है। अनुशासन, सत्यवादिता, ईमानदारी, मेहनत, दृढ़ निश्चय आदि सब गुण कर्तव्यनिष्ठ व्यक्ति में स्वतः आ जाते हैं। तीसरी बात महत्वाकांक्षी होना बहुत जरूरी है। महत्वाकांक्षी व्यक्ति के चेहरे पर एक तेज होता है। यह तेज उसकी तीव्र आकांक्षा और उसके विश्वास का ही होता है। कई व्यक्ति किसी को बताना नहीं चाहते कि मैं अमुक कार्य कर रहा हूं, क्योंकि उनके मन में संदेह होता है कि अगर वे सफल न हुए, तो लोग क्या कहेंगे। महत्वाकांक्षी व्यक्ति अपने कार्य की घोषणा करने में नहीं थकता। चौथा बिंदु है–सकारात्मक सोच। कभी भी नकारात्मक न सोचें। तनाव से बचें। भविष्य के प्रति आशावादी दृष्टिकोण रखें। जैसा आपका दृष्टिकोण होगा, वैसी ही आपको उपलब्धि होगी।

आजकल जब मैं लोगों को आत्महत्या जैसा जघन्य निर्णय लेते देखता हूं, तो मन बहुत दुःखी होता है। युवा व्यक्ति ज्यादा आत्महत्या कर रहे हैं। इसके पीछे का कारण भी आत्मविश्वास की कमी नहीं है। आत्मविश्वासहीन व्यक्ति विवेकहीन हो जाता है। कुछ युवक छोटी-छोटी बात पर क्रोधित हो जाते हैं। उनका यह आक्रोश भी आत्मविश्वास की कमी को ही दर्शाता है। युवकों को चाहिए कि वे अपनी एक निश्चित

दिनचर्या बनाएं। उस दिनचर्या में प्रत्येक रुचि को समय दें। भले ही कम समय दें, मगर दें जरूर। टाइम-टेबल बनाए बिना कार्य करते हैं, तो बहुत समय व्यर्थ चला जाता है। अच्छी आदतों का विकास करें। अपने निश्चय पर दृढ़ रहें। आत्मविश्वास स्वतः आ जाएगा। मैं फिर कहना चाहूंगा कि आत्मविश्वास को स्थाई बनाने का प्रयास करें। यह केवल कर्म करने से ही बढ़ सकता है, बातें करने से नहीं। संस्कृत के एक श्लोक में व्यक्ति को तीन श्रेणियों में बांटा गया है। एक वे लोग हैं जो कार्य प्रारंभ ही नहीं करते, यह सोच कर कि कार्य असंभव है, ये अधम श्रेणी के लोग हैं। मध्यम श्रेणी के लोग कार्य बड़े उत्साह से प्रारंभ करते हैं, मगर कठिनाइयों को देखकर कार्य बीच में ही छोड़ देते हैं। उत्तम श्रेणी के लोग जो कार्य हाथ में लिया है, उसे पूर्ण आत्मविश्वास से पूरा करके ही छोड़ते हैं। मैं भी इसी बात पर ही ज्यादा जोर देना चाहता हूं।''

कृपाल सिंह जी को मैंने बहुत-बहुत धन्यवाद दिया कि उन्होंने हमारे पाठकों को अपने मौलिक विचार दिए। मेरे द्वारा पुनः पूछने पर कि ''क्या आपके जीवन में कोई ऐसी घटना घटी है, जो हमारे पाठकों को प्रेरणा दे सके, जब आपने कठिनाइयों का सामना साहस से किया हो ?'' इस पर वह मुस्कराते हुए बोले, ''साहस तीन प्रकार का होता है—साहस, दुस्साहस और सत्साहस। दुस्साहस को छोड़कर साहस और सत्साहस का दामन कभी नहीं छोड़ना चाहिए। मेरा अब तक का पूरा जीवन ही संघर्षों और कठिनाइयों में बीता है।'' इतना कहने पर कृपाल जी कुछ पल मौन रहे, फिर एकाएक बोले, ''मैं बहुत गरीब परिवार से सम्बन्धित रहा हूं। जब मैं सातवीं में था, तो मेरे पिताजी का देहांत हो गया। पारिवारिक, आर्थिक अभावों से जूझते हुए मैंने स्नातक तक पढ़ाई की। मैं बचपन से ही कक्षा में प्रथम आता रहा हूं। हालांकि मेरे पास कभी भी पूरी किताबें नहीं होती थी, साथियों से मांग कर ही मैं पढ़ाई करता था। स्नातक तक भी मैंने अपने इस रिकार्ड में कोई कमी नहीं आने दी थी। मैं आगे पढ़ना चाहता था, मगर बड़े भाईसाहब ने स्पष्ट कह दिया कि वह एक पैसे की भी सहायता नहीं कर सकते। मैं उन्हें बोझ लगने लगा था। उन्होंने तो यहां तक कह दिया कि घर से निकल जाओ और अपने खाने-पीने का प्रबंध भी स्वयं करो, मगर मैंने हिम्मत नहीं हारी। मैं घर से अलग रहने लगा। इस समय मेरे एक अध्यापक ने मेरी सहायता की। उन्होंने मुझे बी.एड. करने का सुझाव दिया। उस समय बी. एड. की फीस 161 रुपये थी। मेरे लिए यह बहुत बड़ी रकम थी। उन्होंने स्वयं ही सहायता की। उन्होंने कहा कि इसके बदले में मैं उनके बच्चों को पढ़ा दिया करूं। इसके लिए वह मुझे 25 रुपये प्रति माह देंगे। मैं जानता हूं कि उनके बच्चों को ट्यूशन की जरूरत नहीं थी, मगर मेरे वह अध्यापक मेरी सहायता करना चाहते थे। उन्होंने अपनी पुरानी साइकिल ठीक करवा कर मुझे दे दी, ताकि मैं घर-घर

जाकर बच्चों को ट्यूशन पढ़ा सकूं। 1972 में मैंने एक स्कूल में 70 रुपये प्रति माह पर नौकरी की। मगर मेरा मन था कि मैं एक शिक्षण संस्थान का निर्माण करूं। इसके लिए मैं यहां-वहां चर्चा करता ही रहता था। एक जानकार ने अपनी ऊसर भूमि मुझे स्कूल के लिए दान में दे दी। मुझे स्कूल चलाने में एक साल ही लगा। मगर जिन लोगों ने मुझे भूमि दान में दी थी, उनकी नीयत ठीक नहीं थी। वे मुझसे कुछ नाजायज काम करवाने के इच्छुक थे। मगर मैं उस हक में न था। दूसरी ओर इतने परिश्रम से संस्थान शुरू करके अब विद्यार्थियों को मझदार में छोड़कर भाग भी नहीं सकता। उन लोगों के साथ तनाव इतना बढ़ गया कि वे लोग मेरी जान के दुश्मन हो गए। मैंने 12 वर्ष उस संस्थान को चलाया। इसी बीच उसी स्कूल के एक अध्यापक ने मुझे बताया कि भविष्यनिधि कार्यालय में हिंदी अधिकारी का पद रिक्त है। मैंने आवेदन भरा और मेरा यहां चुनाव हो गया। अब भी मैं उस संस्थान को किसी योग्य व्यक्ति की देख-रेख में ही छोड़कर आया हूं। 1985 से मैं यहां (भविष्यनिधि कार्यालय) कार्य कर रहा हूं। जीवन में इतनी विकट परिस्थितियां झेली हैं कि कठिनाइयों से मुझे जरा भी डर नहीं लगता। आज मैं पूरे आत्मविश्वास से कह सकता हूं कि मुझे किसी भी प्रकार का काम दिया जाए, तो मैं पूरे आत्मविश्वास से कर सकता हूं।''

निश्चित रूप से कृपाल सिंह जी की बातों में जोश था। उनकी विनम्रता, योग्यता और आत्मविश्वास को देखकर कोई भी व्यक्ति प्रेरणा ले सकता है।

प्रार्थना

प्रार्थना में दया की भीख न मांगिए। मांगने ही लगे हैं, तो शक्ति मांगिए, सहनशीलता और आत्मविश्वास मांगिए। नागोची ईश्वर से प्रार्थना करता है, ''मैं तुमसे मांगने आया हूं, पर यह नहीं कि प्रभु, तू मेरा रास्ता आसान कर दे। मैं मांगता हूं कि प्रभु रास्ता भले की कठिन हो, मगर मुझे चलना आ जाए। समस्याओं का बोझ भले ही कितना भी हो, मुझे उस बोझ को उठाने की शक्ति देना।'' इसी तरह गांधीजी भी ऐसी प्रार्थना करते थे, जो उन्हें आत्मविश्वास देती थी। गांधीजी कहते थे, ''हे राम ! मैं चल तो लूंगा, मंजिल पर पहुंच भी जाऊंगा, मगर प्रभु, मेरा पहला क़दम उठाने में मेरी सहायता करो।'' ये महान् व्यक्ति अपनी प्रार्थना में भी श्रेष्ठ बने रहे। ये लोग जानते थे ईश्वर उन्हीं की सहायता करता है, जो अपनी सहायता स्वयं करते हैं। इसलिए इन्होंने ईश्वर के आगे भी भिखारी बनना पसंद नहीं किया।

संकल्पों का घोषणा-पत्र

आपका दृढ़ संकल्प आपको सफलता के शिखरों तक पहुंचा सकता है। आपका विश्वास ही आपका सच्चा मित्र है। हिम्मत व्यक्ति को असंभव कार्य करने के लिए प्रेरित करती है। यह प्रेरणा ही आपका संबल है। तमाम इच्छाओं को पैदा होने दीजिए। मैं विश्वास दिलाती हूं कि आप जो बनना चाहते हैं, बन सकते हैं। बशर्ते कि आपको अपनी सफलता पर विश्वास हो।

आपसे इतनी सारी बातें की गईं। उनका कुछ परिणाम तो निकलना ही चाहिए। मैंने बार-बार संकल्प करने पर बल दिया है, क्योंकि मैं संकल्प की शक्ति के महत्त्व को जानती हूं। संकल्प शक्ति ही आत्मविश्वास और साहस जगाने में सहायक हो सकती है। संकल्प शक्ति ही आपके मन में अंकुरित हो रहे खरपतवार रूपी नकारात्मक विचारों को हटाने में मदद कर सकती है। चलिए, आज और अभी हम कुछ संकल्प लें और उन्हें पूरा करने के लिए भी दृढ़प्रतिज्ञ हो जाएं।

क्या-क्या संकल्प करें ?

- मुझमें बहुत-सी शक्तियां हैं, इसलिए मुझे उन सभी शक्तियों का प्रयोग करना है। मैं अपनी शक्तियों को पहचानकर ही रहूगा/रहूंगी।
- मुझे सदैव प्रसन्न रहना है। विपरीत परिस्थितियों में भी फूल की तरह मुस्कराना है।
- मुझे अपनी मानसिक शक्तियों का विकास करना है। इसके लिए मैं अच्छी पुस्तकों को अपना मित्र बनाऊंगा/बनाऊंगी।
- चिंता, भय, शोक तो कायर लोगों की पहचान है। मैं कायर नहीं हूं। मैं साहसी हूं। मैं इन विपरीत भावों का साहस से सामना करूंगा/करूंगी।
- मुझे मेरे लक्ष्य से कोई नहीं हटा सकता।

- आज से मैं अपने जीवन के लक्ष्य के प्रति पूरी तरह ईमानदार रहूंगा/रहूंगी।

- मैं रोज आत्मचिंतन और आत्ममूल्यांकन से स्वयं के व्यक्तित्व को निखारूंगा/निखारूंगी।

- मुझे स्वयं पर विश्वास है और मैं इस विश्वास को सदैव कायम रखूंगा/रखूंगी।

इस तरह सच्चे मन से की गई प्रतिज्ञा, बार-बार दोहराए गए संकल्पों से शक्तियां दोगुनी-चौगुनी बढ़ जाती हैं।

● ● ●

अन्त में....

हम आशा करते हैं कि प्रस्तुत पुस्तक में आपकी आत्मविश्वास हासिल करने सम्बन्धी अधिकांश जिज्ञासाओं का समाधान मिल गया होगा। आत्मविश्वास सम्बन्धी अपनी अन्य जिज्ञासाओं के समाधान हेतु आप हमारे यहाँ से प्रकाशित कोई दूसरी पुस्तक लेकर अपने ज्ञान में वृद्धि कर सकते हैं।

आत्म–विकास/व्यक्तित्व विकास

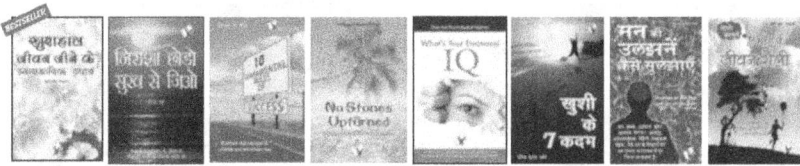

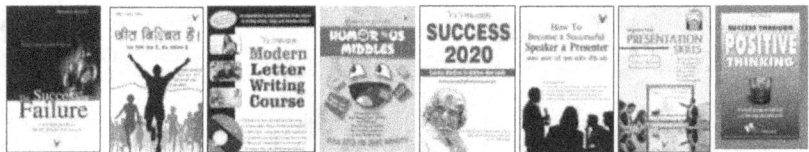

Also Available
in Hindi

Also Available
in Hindi

Also Available
in Kannada, Tamil

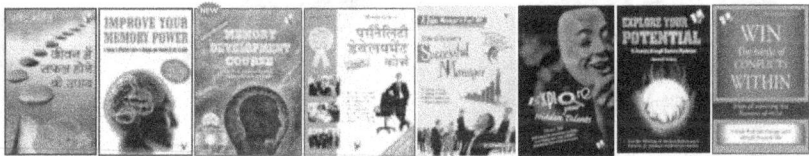

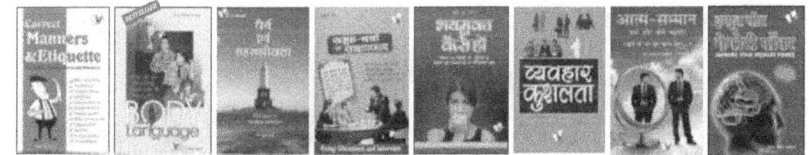

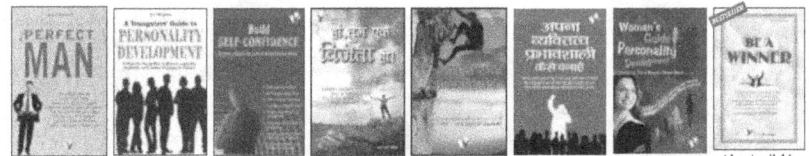

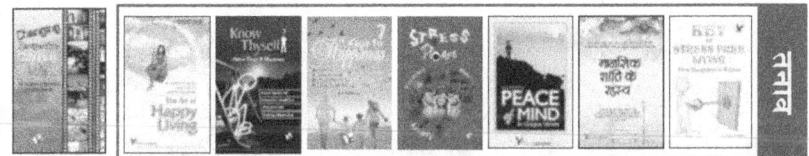

Also Available
in Kannada

Also Available
in Kannada

हमारी सभी पुस्तकें www.vspublishers.com पर उपलब्ध हैं

धर्म एवं आध्यात्मिकता/ज्योतिष/हस्तरेखा/वास्तु/सम्मोहन शास्त्र

कैरियर एण्ड बिजनेस मैनेजमेंट

Also Available in Hindi, Kannada

Also Available in Hindi, Kannada

Also Available in Kannada

हमारी सभी पुस्तकें www.vspublishers.com पर उपलब्ध हैं

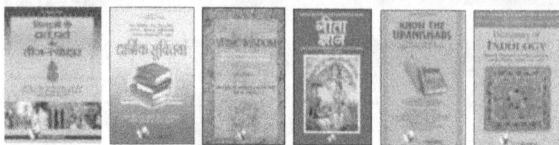

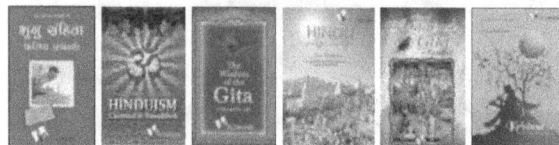

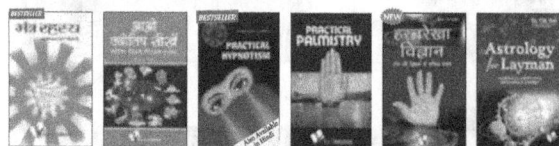

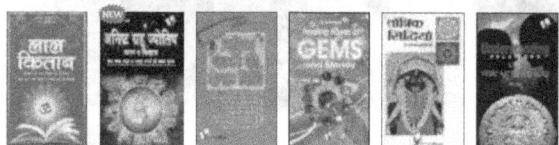

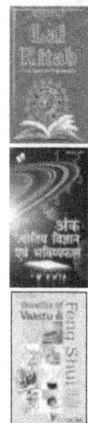

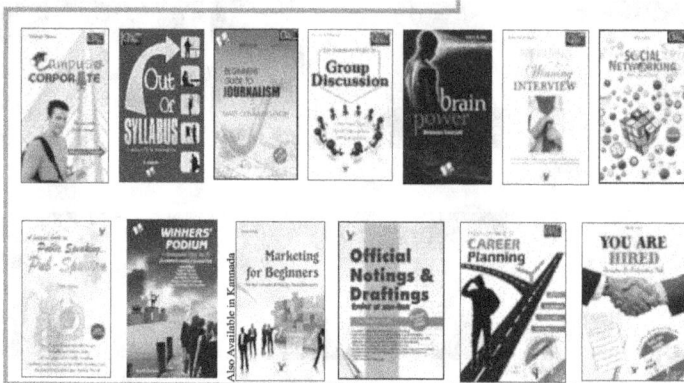

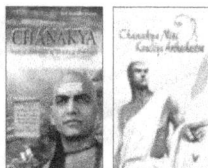

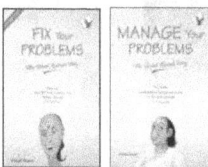

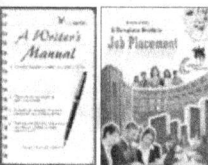

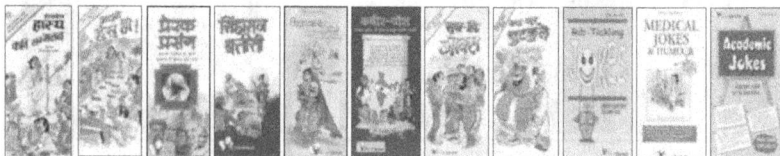

क्विज़ बुक

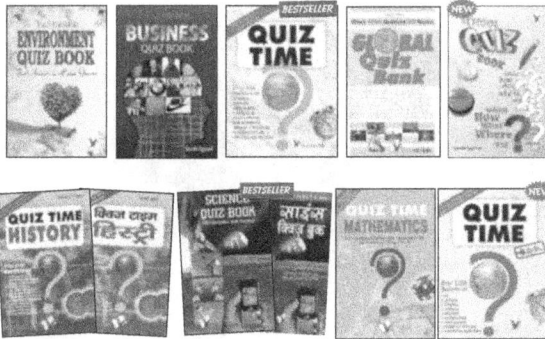

एक्टिविटीज बुक

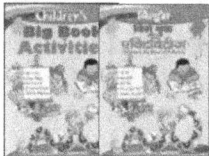

उद्धरण/सूक्तियाँ

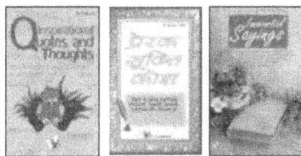

आत्मकथा

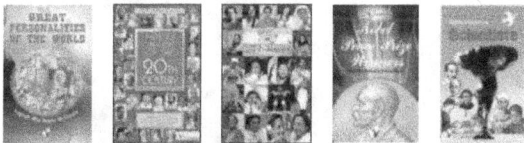

आई ई एल टी एस टेक सीरीज

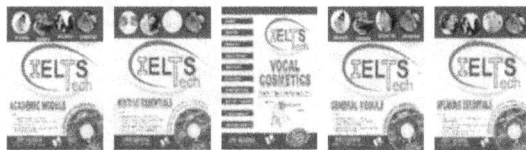

कम्प्यूटर्स बुक

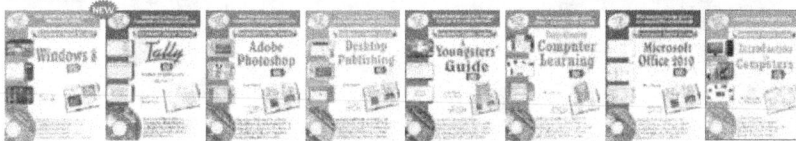

इंग्लिश इम्प्रूव

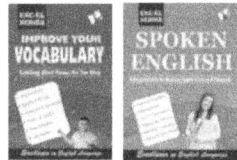

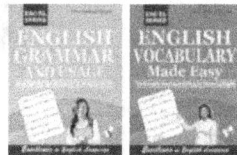

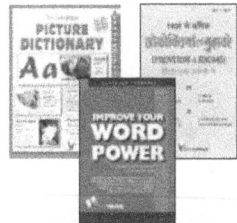

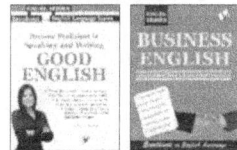

चिल्ड्रंस साइंस लाइब्रेरी

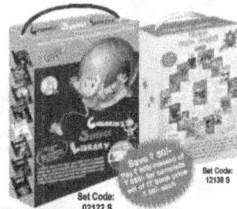

हमारी सभी पुस्तकें www.vspublishers.com पर उपलब्ध हैं

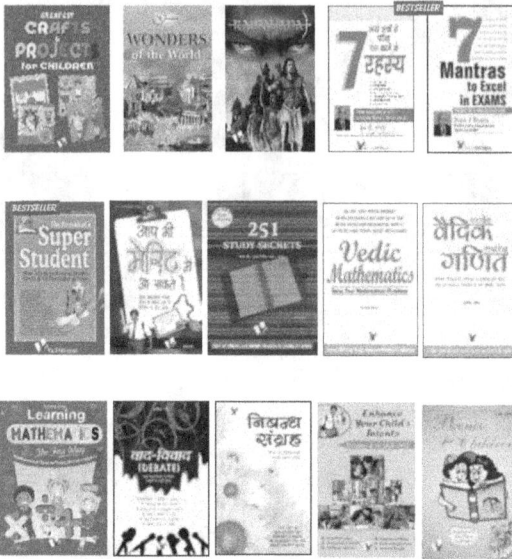

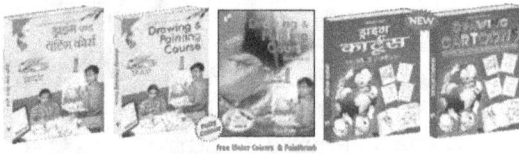

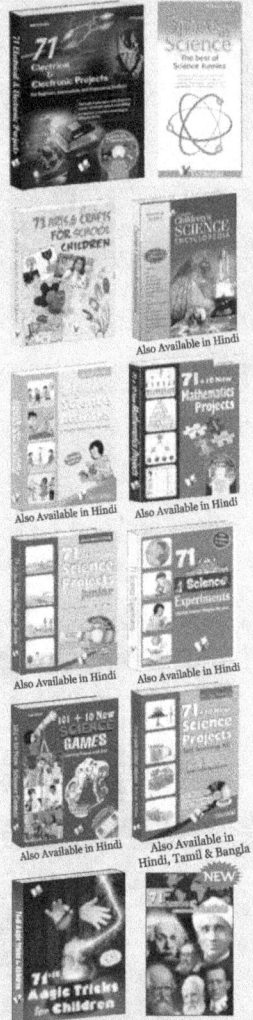

छात्र विकास

लोकप्रिय विज्ञान

Also Available in Hindi

Also Available in Hindi

Also Available in Hindi

Also Available in Hindi

Also Available in Hindi

Also Available in Hindi

Also Available in Hindi, Tamil & Bangla

प्रश्नोत्तरी की पुस्तकें

ड्राइंग बुक्स

Free Water Colours & Paintbrush

चिल्ड्रंस एंसाइक्लोपीडिया

हमारी सभी पुस्तकें www.vspublishers.com पर उपलब्ध हैं

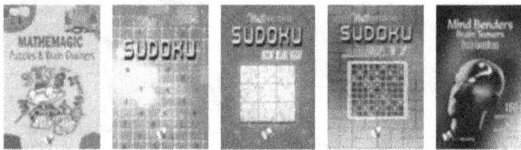

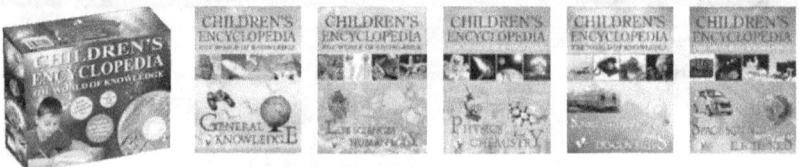

www.ingramcontent.com/pod-product-compliance
Lightning Source LLC
Chambersburg PA
CBHW060655280326
41933CB00012B/2195
* 9 7 8 9 3 5 0 5 7 6 2 1 2 *